Dr. Antonie Danz

TCM-Ernährung für die Wechseljahre

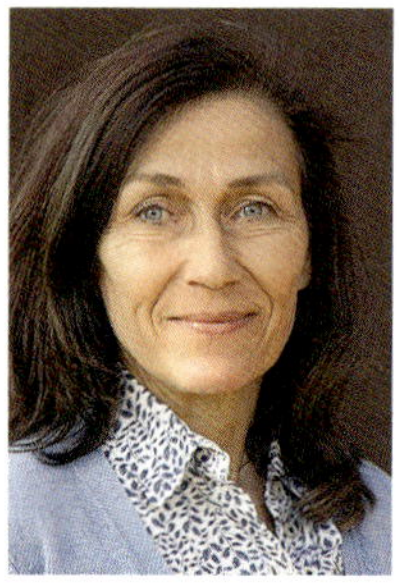

Die Ernährungswissenschaftlerin **DR. ANTONIE DANZ** verbindet in ihrer Arbeit die jahrtausendealte ganzheitliche Erfahrungslehre der Chinesischen Medizin mit aktuellem Wissen aus der Ernährungsforschung. Diese Kombination erlebt sie in ihrer Praxis als besonders hilfreich und tiefgreifend. Sie ist Dozentin an der Universität Witten/Herdecke und berät als Themenexpertin Institutionen wie die Bundeszentrale für gesundheitliche Aufklärung (BZgA).

Dr. Antonie Danz

TCM-Ernährung für die Wechseljahre

Natürlich & vitalisierend:
mit Yin und Yang in Balance bleiben
Verblüffend einfach & köstlich:
Ernährungsempfehlungen und Rezepte

TRIAS

Inhalt

Liebe Leserin,

als ich 1989 für ein Studienjahr in die USA reiste, wusste ich noch nicht, welches Thema mich im Rahmen des Studienprogramms und darüber hinaus beschäftigen würde. Ich hatte mir den Studienschwerpunkt »Nutrition and Exercise« ausgesucht, da ich es liebe, Sport zu machen, und mir die Verbindung aus Ernährung und Bewegung vielversprechend erschien. Kurz vor Semesterbeginn saß ich dann am Schreibtisch meiner mich betreuenden Professorin, Mrs. Grunewald. Ihr Forschungsschwerpunkt war »Osteoporose«, in Prävention und Therapie. Osteoporose war ein Wort, das ich zuvor noch nicht gehört hatte. Es klang interessant und hatte etwas Undurchsichtiges, genauso wie Ökotrophologie.

Heute weiß fast jeder, was Osteoporose und auch was Ökotrophologie heißt. Diese beiden undurchsichtigen »Os« webten sozusagen das Thema für meine Masterarbeit: »Der Einfluss von Sport und Calcium auf den Knochenstoffwechsel der Frau in den Wechseljahren«. So unbedarft kam ich schon Mitte zwanzig auf das Thema der Wechseljahre. Zu dieser Zeit verordneten Ärzte betroffenen Frauen im Gießkannenverfahren Hormone zur Prävention einer Osteoporose und gegen sogenannte Wechseljahresbeschwerden. Was sich unter Letzterem verbarg, erforschte ich erst Jahre später. Ebenso wurde erst viel später anhand von umfassenden Studien klar, welche Nebenwirkungen die Hormontherapie tatsächlich hatte und welche versprochenen positiven Effekte sie definitiv nicht erfüllte. Wie sich später herausstellen sollte, war ich mit meinem damaligen Ansinnen, durch Sport und eine entsprechende Ernährungsweise der Osteoporose vorzubeugen, der Zeit um einiges voraus. Nachdem ich meine Masterarbeit abgeschlossen und mein Studium beendet hatte, die

Mauer in Deutschland während meiner Abwesenheit gefallen war, ging ich zurück über den Teich nach »good old Germany« – in ein Deutschland, das sich, so wie ich, verändert hatte.

Im Rahmen meiner Doktorarbeit habe ich vor vielen Jahren eine große Interventionsstudie mit Frauen in den Wechseljahren durchgeführt. Seitdem habe ich viele Frauen in Seminaren, Vorträgen und individuell zu diesem Thema beraten und weiter dazu geforscht. Im Laufe dieser Zeit ist mir etwas Grundlegendes klar geworden – und das zieht sich wie ein roter Faden durch meine Betrachtung der Wechseljahre. Es gibt eine alte tibetische Weisheit, die diese Erkenntnis sehr gut beschreibt. Sie besagt: »Ein Baum, der fällt, macht mehr Krach, als ein ganzer Wald, der wächst.«

In unserer Gesellschaft wird der Blick auf die »gefällten Bäume« kultiviert, auch in der Wissenschaft. Unsere Aufmerksamkeit wird auf das gerichtet, was Krach und Lärm macht, auf die Katastrophen, auf das, was unschön und freudlos ist, auf das Leid(en) und auf das, was Schmerz bereitet und Angst macht. Das gilt auch für die Wechseljahre und das Älterwerden. Es wird selten darüber berichtet, dass zwei Drittel aller Frauen in den Wechseljahren keine oder nur leichte, nicht behandlungsbedürftige Beschwerden haben. Meist lesen und hören wir: »Viele Frauen leiden unter den Wechseljahren.« Wie wird sich eine Frau fühlen, die auf diese Phase ihres Lebens zugeht?

In Kulturen, in denen Frauen mit dem Älterwerden eine gesellschaftliche Aufwertung, Anerkennung und Respekt erfahren, gibt es (so gut wie) keine sogenannten Wechseljahresbeschwerden. Es gibt noch nicht einmal ein Wort dafür. Frauen, auch hierzulande, die mit dieser Lebensphase, diesem spürbaren Eintritt in das Älterwerden keinen Verlust verbinden, die sich in ihrem sozialen Gefüge eingebunden fühlen, eine erfüllte Beziehung leben, sich mit ihrer Arbeit wohlfühlen oder einfach zufrieden sind, haben selten Beschwerden – und wenn, können sie gut damit umgehen. Es gibt in den Bereichen Ernährung, Sport, Entspannung, Gesprächstherapie etc. viele gute Möglichkeiten, für Wohlbefinden und Vitalität zu sorgen, auch in den Wechseljahren.

Ein »Leiden« findet sich nur bei etwa einem Drittel aller betroffenen Frauen. Und auch hier gibt es Möglichkeiten, Abhilfe zu schaffen.

Bei allen Frauen sinken mit dem Älterwerden die Hormonmengen ab – eine Folge des Älterwerdens und nicht dessen Ursache, wie gerne suggeriert wird. Doch eben nicht alle Frauen in den Wechseljahren haben Beschwerden. Der Rückgang der Östrogene in den Wechseljahren, wie es oft vereinfacht dargestellt wird, ist nicht die primäre Ursache für das Auftreten von Beschwerden wie Hitzewallungen, Schlafstörungen & Co. Vielmehr spielen psycho-soziale, emotionale sowie sozio-kulturelle Faktoren und nicht zuletzt der Lebensstil, zu dem auch die Ernährung gehört, eine wichtige Rolle dabei, wie sich Frauen in, vor und nach den Wechseljahren fühlen.

Es ist mir ein besonderes Anliegen, mit meiner Arbeit und mit diesem Buch einen anderen Blick auf die Wechseljahre zu kultivieren. Und Frauen zu ermöglichen, die Fülle und Schönheit dieser Wandlungsphase entdecken und genießen zu können. Dazu möchte ich Frauen wirkungsvolle Maßnahmen an die Hand geben, um ihre Beschwerden und eine Gewichtszunahme über die Ernährungsweise in den Griff zu bekommen und sich gut zu fühlen. Wohlbefinden, Kraft, Vitalität, Ruhe, Gelassenheit und Freude müssen nicht verloren gehen!

Ihnen, liebe Leserin, wünsche ich nun viel Freude beim Lesen, hilfreiche Erkenntnisse und Empfehlungen sowie Balance in dieser ganz besonderen Wandlungsphase.

Was hat **Aschenputtel** mit den **Wechseljahren** zu tun?

Annehmen, was ist

Die Wechseljahre sind eine besondere Zeit der Rückschau, des Innehaltens, des Umbruchs. Es geht um Veränderung. Das eigene Leben muss sortiert und neu geordnet werden. Das Märchen Aschenputtel zeigt anschaulich, wie eine solche Wandlung, fachsprachlich Transformation, im Leben gelingt und was wir dafür brauchen. Zuallererst erfordert es die bloße, doch oftmals nicht einfache Annahme von dem, was ist. Aschenputtel ist in die Küche verbannt worden, wo sie schon früh am Morgen mit der Arbeit beginnt. Am Abend legt sie sich zum Schlafen in die Asche neben den Herd. Sie nimmt die Situation so an, wie sie ist, ohne Widerstand zu leisten. Das würde auch nur mehr Sanktionen und Ärger seitens ihrer Stiefmutter und Stiefschwestern bedeuten und ihr nicht wirklich weiterhelfen.

Auch die Wechseljahre erfordern es, zuerst einmal anzunehmen, was ist: die Beziehung, wie sie ist, den Job, wie er ist, und auch die Beschwerden, Symptome und alle Veränderungen, die das Älterwerden und die Wechseljahre im Besonderen so mit sich bringen können. Vor allem das Erkennen und Erfahren des unaufhaltsamen Prozesses des Alterns, letztlich der Vergänglichkeit, sind oft schwer anzunehmen. Gefühle von Ohnmacht kommen auf, von Traurigkeit und vielleicht auch von Wut und Ärger. Trauer über schwindende körperliche Kräfte und weniger Vitalität, über all die Falten, grauen Haare und »wabbelige« Haut. Vielleicht ist hier Wehmut (auch) das passendere Wort. In Wehmut steckt das Wörtchen

»Mut«. Und Mut brauchen wir, um uns mit allen Konsequenzen der Veränderung auseinanderzusetzen.

Wenn wir jedoch statt anzunehmen, was ist, Widerstand leisten und uns oder andere kritisieren, verstärkt das nur die Gefühle von Wut und Ärger und verändert nicht die unerwünschten, kritisierten Verhaltensweisen. Es verbraucht darüber hinaus unnötig Energie. Uns und andere für etwas zu verurteilen verstellt zudem den Blick für hilfreiche Möglichkeiten der Veränderung. Es blockiert uns! Wenn wir jedoch konsequent den Blick auf das lenken, was uns guttut und was bereits an Schönem in unserem Leben ist – trotz Beschwerden und Unzufriedenheit –, wird sich immer mehr Schönes, Ersehntes in unserem Leben einfinden.

Der nächste Schritt zur Wandlung ist die Unterscheidung und Trennung von Gutem und Schlechtem, von Nötigem und Unnötigem. Gut im Sinne von »Was ist für mich zuträglich?, was brauche ich?, was tut mir gut?« und im Gegensatz dazu »Was tut mir nicht gut, was ist schlecht für mich?«

Die Mitte in der Chinesischen Medizin

Die Mitte umfasst das Organpaar Magen und Milz. Wenn hier von Magen und Milz die Rede ist, sind aber nicht die Organe und deren Funktion gemeint, die wir aus der Schulmedizin kennen. Diese unterscheiden sich ganz oder teilweise voneinander. In der Chinesischen Medizin wird die energetische Funktion von Organpaaren beschrieben. Energetisch umfasst in diesem Zusammenhang nicht nur die Funktion auf körperlicher Ebene, wie die Verdauung von Nahrung. Es beinhaltet auch weitere Aufgaben, wie das ›Verdauen‹ von Informationen im Falle von Magen und Milz. Ebenso ist damit unter anderem der Einfluss der Organfunktion auf den geistigen Zustand und das emotionale Befinden gemeint. Das sollte bei der Nennung von Organen grundsätzlich mitgedacht werden.

Hinweis: Weitere interessante Informationen zur Mitte folgen im Kapitel »Die Mitte – Kraft, Vitalität und Balance« (Seite 17). Wer möchte, kann dort schon vorab mehr dazu erfahren.

Nach der Chinesischen Medizin ist es die Aufgabe der Mitte, das Nötige vom Unnötigen zu trennen, auf körperlicher wie auf geistiger Ebene. Seit Urzeiten wussten die alten Gelehrten der klassischen Chinesischen Medizin, dass eine starke Mitte wichtig für ein gesundes, langes und vitales Leben ist. Die Mitte ist nach der Chinesischen Medizin das energetische Zentrum des Körpers.

In Zeiten des Übergangs, des Wandels ist sie besonders gefordert und gibt die notwendige Kraft, Ruhe und Balance, um diese Veränderung gut zu meistern. Sie fördert Annahme und Selbst-Für-Sorge und schenkt einen klaren Blick, der für das Trennen des Nötigen vom Unnötigen wichtig ist. Die Mitte gibt uns die notwendige Kraft, um das loszulassen, was nicht zuträglich für uns ist, nicht (mehr) zu uns gehört.

Aschenputtel macht deutlich, wie eine starke Mitte bei allen schwierigen, herausfordernden Aufgaben und Wachstumsprozessen – vom Aschenputtel zur Prinzessin – hilft. Aschenputtel soll die Linsen, das Gute, von der Asche, dem Schlechten, Unverdaulichen, trennen. Sie möchte zum Ball gehen, tanzen und dem Prinzen, der Liebe in ihr Selbst begegnen, sich selbst annehmen, das Leben feiern. Die Tauben, die Aschenputtel helfen, die Linsen von der Asche zu trennen – das Gute ins Töpfchen, das Schlechte ins Kröpfchen –, symbolisieren das Hilfreiche einer starken Mitte, die fürsorgliche Liebe sowie Beständigkeit, Ausdauer, Zuverlässigkeit, Klarheit, Ordnung, Balance und Kraft.

Die Kraft der Für-Sorge

Die Tauben stehen im Märchen auch für die Mutter, das Nährende/nährende Prinzip, die Für-Sorge, die Kraft der Erde, aus der im Ursprung alles Nährende hervorgeht. Aschenputtel ehrt ihre Mutter, das Nährende, und das hilft ihr, ihr Leben zu transformieren, hin zur Prinzessin, die mit Schönheit und Reichtum verbunden wird. Sie steht im übertragenen Sinne für Selbstannahme und das Wissen, dass alles da ist, was wir brauchen.

Das Gleiche gilt auch auf makrokosmischer Ebene. Wer die Mutter Erde ehrt, dem wird alles, jeder Wandel gelingen. Indem wir die Nahrung und alles andere, was aus der Erde hervorgeht, ehren, tragen wir zu einem guten Gelingen des Wandels der Menschheit bei.

Auch in den Wechseljahren geht es darum, das Nötige vom Unnötigen zu trennen, Letzteres loszulassen und alle dafür notwendigen Ressourcen, also die ›Tauben‹, zu mobilisieren, um so Wandlung zu erfahren. Die Wechseljahre fordern uns auf, unser Leben neu zu sortieren, uns mehr Zeit für uns im Sinne der Selbst-Für-Sorge zu nehmen. Das erfordert auch, ehrlich und wahrhaftig zu sich selbst zu sein, Ängste und alle anderen Gefühle wie Trauer oder Wut, die mit der Veränderung einhergehen können, zuzulassen und zu betrachten.

»Auch Du wirst irgendwann sterben«, klopft es an! Hitzewallungen, Schlafstörungen, trockene Haut und graue Haare erinnern uns daran, zumindest versuchen sie es. Manchmal wollen wir jedoch absolut nicht hinschauen, uns nicht damit auseinandersetzen. Wir hören nicht wirklich hin und stellen uns einfach taub. Doch dann ist sie plötzlich da, die Erschöpfung, die Müdigkeit, die Antriebslosigkeit. »Darf's ein bisschen mehr sein?«, damit wir endlich anhalten und nachdenken, nachspüren: eine Depression oder eine andere manifeste Erkrankung gefällig?

Man erkennt sich selbst nicht mehr, kennt sich mit sich selbst nicht mehr aus. Es ist wie eine Art ›Vernebelung‹ der Wahrnehmung, ein trübseliger Blick auf sich und das Leben. Vieles wird in Frage gestellt.

Liebevolles Betrachten und Selbstannahme – das braucht es, um das eigene Leben, Denken, Fühlen und Handeln aus der Vogelperspektive betrachten zu können, zu sortieren, zu ordnen und damit letztlich zu wandeln. Fragen wie: »Was brauche ich?, was brauche ich nicht?, was ist loszulassen? was möchte ich noch erreichen und tun?« geben Orientierung und helfen dabei, sich zu sortieren. Dieser Sortierungs- und Reinigungsprozess ist elementar wichtig, um mit Vergangenem, vermeintlichen Fehlern, Versäumnissen und nicht Erreichtem Frieden zu schließen. Erst dann werden neue Kräfte frei und es entsteht ein klares Bewusstsein für das, was »Jetzt« ist, für eine größere Wahrhaftigkeit.

Die im Grunde hilfreiche Vernebelung der Selbstwahrnehmung ist nicht zielführend, wenn wir die Auseinandersetzung damit abgeben möchten. Wir geben es ab an Hormone, an Antidepressiva, an den Job, den Partner, die Familie, an irgendetwas, irgendjemanden, der es vermeintlich besser weiß oder gar schuld an allem ist. Diese Haltung der Verweigerung dessen, was die Zeit der Wechseljahre einfordert, bringt Verzweiflung, Wut, Traurigkeit, Angst und anderes mehr. Die erhoffte Erlösung von dem Ungewissen, Nebulösen, von dem, was nicht greifbar ist – die Endlichkeit –, bringt sie nicht.

Wir dürfen bei diesem Ordnungs- und Wandlungsprozess nicht den Fehler machen, unser bisheriges Leben zu bewerten, statt es wohlwollend zu betrachten. Wir dürfen uns nicht in negative Bewertungen verstricken, in das, was nicht erreicht, nicht erfüllt wurde – ganz egal, ob es dabei um den Job, die Familie, die Partnerschaft, die Finanzen, die Gesundheit oder einen anderen Lebensbereich geht. Ein liebevolles Betrachten und die fürsorgliche Selbstannahme sind jetzt gefragt. Das führt zu mehr Freude und Liebe in unserem Leben und lässt uns aus einer klaren, weisen Sicht heraus sortieren und ordnen. Das Nötige vom Unnötigen trennen. So finden wir zu unserem wahren Wesen und einer besonderen Kraft.

Eine starke Mitte hilft uns bei diesem Klärungsprozess, der geistigen Reinigung, die die Wechseljahre, der Übergang zum Älterwerden, einfordern. Darüber hinaus hilft sie auch auf körperlicher Ebene, im Gleich-GEWICHT zu bleiben und nicht unnötiges Gewicht während des Wechsels anzusammeln.

Um die eigene Mitte zu stärken und bei Kraft und in Balance zu bleiben, ist eine gute »Lebenspflege« ganz elementar. Dazu gehören die Ernährungsweise, Ruhe, Schlaf, Entspannung, ein frei fließender Atem und ein offener und ruhiger Geist.

Wie Sie Ihre Mitte durch die entsprechende Ernährungsweise stärken können und was ganz konkret gegen Wechseljahresbeschwerden und für mehr Wohlbefinden, Kraft, Vitalität, Ruhe, Gelassenheit und Freude in dieser Übergangsphase hilfreich ist, erfahren Sie auf den nachfolgenden Seiten.

Die Bedeutung der Mitte

Die Mitte – Kraft, Vitalität und Balance

Die Mitte steht für das energetische Zentrum des Körpers. Sie ist vorrangig für die Umwandlung der Nahrung in körpereigene Energie und Baustoffe wie Blut, Säfte und Substanz verantwortlich. Die Mitte sorgt für unsere Vitalkräfte, nährt und stärkt Muskeln und Bindegewebe und gibt uns damit Stabilität und Halt. Sie erdet uns, auch auf geistig-emotionaler Ebene. So fördert eine starke Mitte Ruhe und Gelassenheit, klares Denken, gute Konzentrationsfähigkeit und einen erholsamen Schlaf, der die Regeneration unserer Vitalkräfte gewährleistet. Die Mitte steht im übergeordneten Sinne für ›Nährung‹, Kraft, Klarheit, Stabilität und Halt in uns und in der Welt. Alles hat seinen Platz. Wir sind in eine sinnvolle Ordnung eingebunden.

Eine schwache Mitte zeigt sich hingegen unter anderem in Müdigkeit, körperlicher Schwäche, diversen Verdauungsbeschwerden, verminderter Abwehrkraft, schlechter Konzentrations- und Merkfähigkeit sowie vermehrtem Gedankenkreisen und Grübeln. Letzteres resultiert daraus, dass die Mitte nicht nur für die Verdauung der Nahrung zuständig ist, sondern auch Sinneseindrücke und Gedanken quasi »verdauen« muss. Und eine schwache oder überforderte Mitte kann das Aufgenommene – egal in welcher Form, grobstofflich oder feinstofflich – eben nicht gut verdauen. Schwäche, Unordnung sowie ein gestörtes Gleichgewicht, eine Imbalance, sind die deutlichen Anzeichen.

Die Sichtweise, Denken als eine Art intellektuellen Verdauungsvorgang zu beschreiben, kennen wir übrigens auch in unserem westlichen Kulturkreis. Redewendungen wie »Das ist aber eine schwere Kost«, wenn wir von einem komplizierten Buch sprechen, oder »Das muss ich erst einmal verdauen«, wenn es um komplexe Sachverhalte oder eine schlechte Nachricht geht, oder »Worte verschlingen«, »an einem Gedanken herumkauen«, »ein voller Bauch studiert nicht gerne« zeugen davon.

Ernährung, Verdauung, Konzentration und Lernfähigkeit sind nicht voneinander zu trennende Prozesse!

— »Mit einer starken Mitte kann man tausend Krankheiten heilen« —

sagt die Chinesische Medizin.

Welche Ernährungs- und Lebensweisen die Mitte stärken und wie wir damit viele Aufgaben und Herausforderungen des Lebens, so auch in den Wechseljahren, in einem schönen Sinne gut meistern, erfahren Sie in den beiden nachfolgenden Abschnitten, »Den inneren Kochtopf pflegen« (Seite 19) und »Die Mitte stärken« (Seite 23).

Den inneren Kochtopf pflegen

Die Chinesische Medizin beschreibt die Verdauung von Nahrung mit einem Kochvorgang. Als einprägsames Modell dafür dient das Bild eines Kochtopfs, in dem eine Suppe über einer Feuerstelle köchelt (Seite 20). Sehr anschaulich zeigt es uns, welche Ernährungsfaktoren die Mitte stärken, welche sie schwächen und welche Basisempfehlungen sich daraus ergeben.

Feuer als Wärme und Kraft

Das Feuer in diesem Bild steht für die Wärme und Kraft des Menschen, die Nahrung zu verdauen und in körpereigene Energie, das Qi, umzuwandeln. Der Kochtopf steht für den Magen, in dem die Verdauungssäfte für den Nahrungsbrei zusammenfließen. In ihm werden Nahrungsmittel und Getränke gekocht und aufbereitet. Der Dampf, der durch diesen Kochvorgang über dem inneren Kochtopf aufsteigt, symbolisiert das gewonnene Qi. Aus ihm werden Blut, Säfte und Substanz aufbereitet.

Die körpereigene Energie Qi bedeutet hier nicht kalorische Energie, sondern Lebensenergie im Sinne des Ursprungs allen Seins. Alle körperlichen, geistigen und seelischen Vorgänge speisen sich daraus. Beispiele sind die Muskelaktivität, die Verdauung, die Immunabwehr, die Wärme-

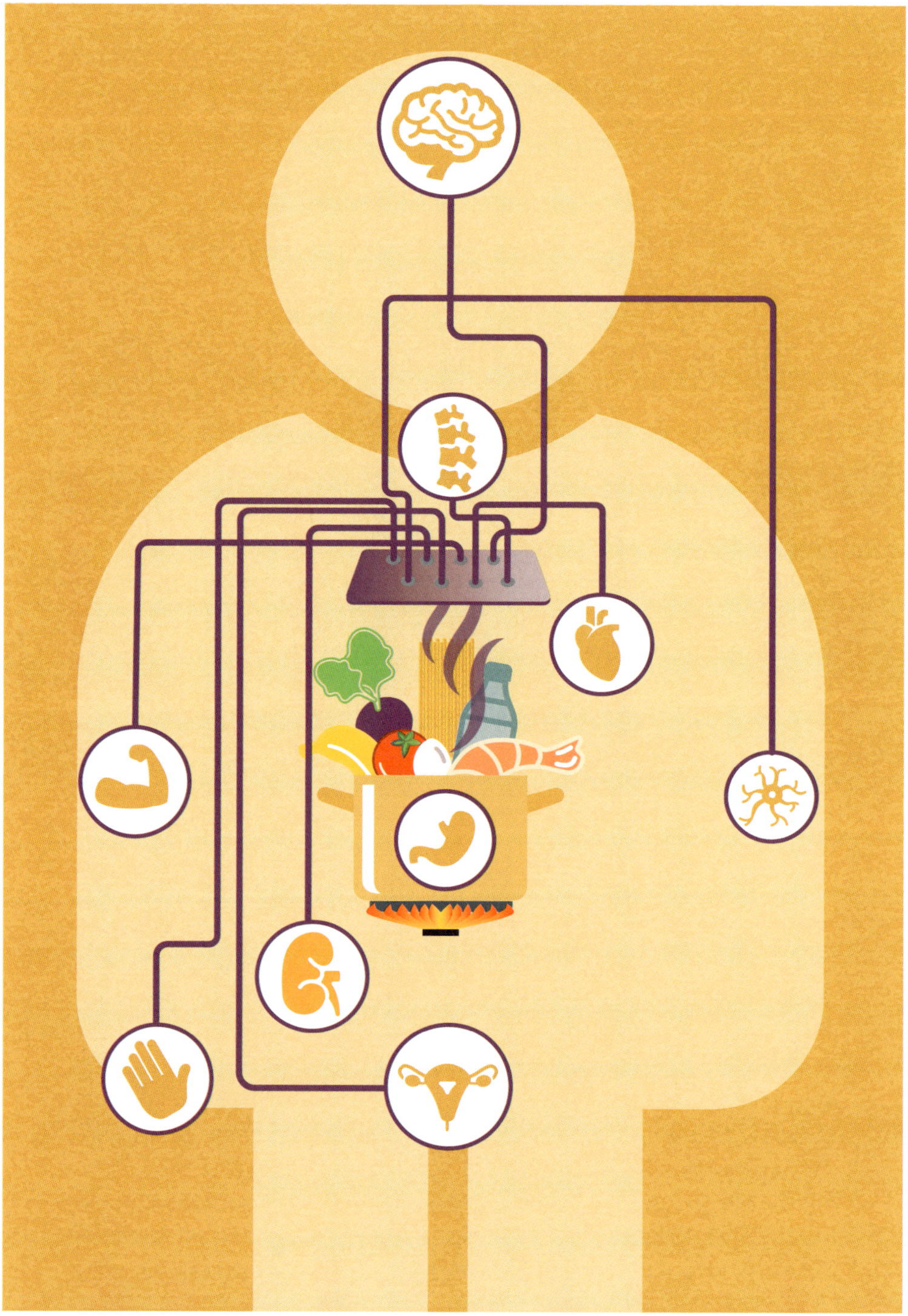

produktion, die Atmung, das Denken, Fühlen und die Sinneswahrnehmung. Wenn ausreichend Qi produziert wird und frei und harmonisch fließt, fühlen wir uns wohl, kraftvoll und sind gesund. Fühlen wir uns hingegen unwohl, kraftlos, liegen Beschwerden, Schmerzen oder gar eine Krankheit vor, ist das ein Zeichen für zu wenig vorhandenes Qi und/oder einen blockierten Fluss der Lebensenergie.

Klarer Dampf fließt frei und harmonisch

Ist eine Speise ausgewogen und passend für die persönliche Veranlagung, das Verdauungsfeuer des Menschen, wird ausreichend Qi produziert. Es entsteht ein klarer Dampf über dem Kochtopf, der frei und harmonisch fließt und überall harmonisch im Organismus verteilt werden kann. Wir fühlen uns wohl und kraftvoll nach dem Essen.

Mögliche Zeichen von pathologischer Feuchtigkeit, Nässe

- Schweregefühl in Kopf, Armen oder Beinen
- Trägheit
- Appetitlosigkeit
- Übelkeit
- Müdigkeit
- Gewichtszunahme
- Wassereinlagerung
- Schwellungen
- Zysten und andere Ansammlungen

Mit dieser Betrachtungsweise wird verständlich, warum es aus Sicht der Chinesischen Medizin für die Arbeit des Kochtopfs, die Verdauung, von Bedeutung ist, ob Lebensmittel in gekochter oder roher, in warmer oder kalter Form, als saftige Suppe oder Käsebrot mit Tomate gegessen werden. Das gilt auch für Getränke.

Sind wir davon überfordert, was, wie oder wann wir essen, entsteht zum einen weniger Qi, weniger klarer Dampf. Wir fühlen uns müde und kraftlos. Und möglicherweise fließt das Qi nicht harmonisch. Dann kommt es zu Verdauungsbeschwerden wie Blähungen, Völlegefühl, Übelkeit, Appetitlosigkeit, breiigem Stuhlgang oder Verstopfung. Zum anderen entsteht neben dem wenigen klaren auch trüber Dampf, also Unklares, Unnötiges. Und dieses Trübe muss dann unter Energieverbrauch ausgeschieden werden. Fällt durch eine wiederholte Überforderung der Verdauung vermehrt trüber Dampf an, sammelt er sich mit der Zeit im Organismus an. Es lagert sich pathologische, krank machende Feuchtigkeit, auch Nässe genannt, an. Das ist in etwa vergleichbar mit dem, was im populärwissenschaftlichen Sprachgebrauch mit »Schlackenstoffe« beschrieben wird. Krankhafte Feuchtigkeit, Nässe, kann sich in unterschiedlichen Ausformungen in Körper und Geist zeigen. So können Übergewicht, Fettablagerungen, Wassereinlagerungen, Schwellungen, Schweregefühl, Niedergeschlagenheit und unklares Denken vorkommen.

Wie Sie durch Ernährung Ihren inneren Kochtopf stärken und viel Lebensenergie und ausreichend Blut, Säfte und Substanz gewinnen können, erfahren Sie auf den folgenden Seiten.

Die Mitte stärken

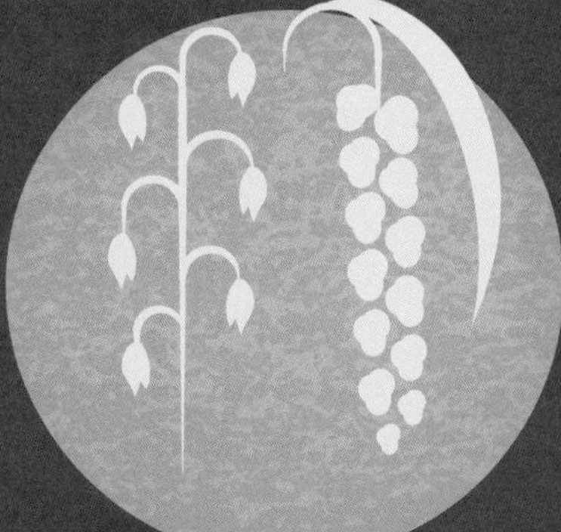

Basisempfehlungen

Die nachfolgenden Empfehlungen zielen vorrangig darauf ab, die Mitte zu stärken und für eine optimale Umwandlung der Nahrung zu sorgen. Auf diese Weise werden alle erwähnten Funktionen der Mitte gefördert. Mit der Umsetzung dieser fünf einfachen Basisempfehlungen gewinnen Sie an Kraft, Stabilität, Vitalität, Ausgeglichenheit und Wohlbefinden und tragen darüber hinaus zu einer positiven Gewichtsregulation bei. Auf einer Sonderseite (Seite 34) finden Sie ergänzend dazu die Wirkung von Getränken beschrieben und welche davon für die Wechseljahre empfehlenswert sind.

Gute Verträglichkeit und Für-Sorge genießen

Mit der Metapher des Kochtopfs zur Verdauungsarbeit im Hinterkopf wird verständlich, dass es einen Unterschied macht, ob wir gekochte oder rohe, warme oder kalte Lebensmittel und Getränke zu uns nehmen. Für die Verdauung von rohen und kalten Lebensmitteln muss der Kochtopf mehr Zeit und Energie aufwenden, er muss mehr einheizen, um sie ausreichend aufzubereiten. Für Menschen, die von ihrer Veranlagung her ein starkes Feuer haben, muss das kein Problem bedeuten.

Neigen Sie hingegen, wie viele Frauen und auch einige Männer, zu kalten Händen oder Füßen? Ist Ihnen eher schnell zu kalt als zu warm und gehen Sie mit Socken ins Bett? Nehmen Sie vergleichsweise schnell an Gewicht zu oder haben Sie häufiger Verdauungsbeschwerden? Dann sind das alles Hinweise darauf, dass Ihr Verdauungssystem mit rohen und kalten sowie allen anderen Lebensmitteln, die viel Verdauungsfeuer benötigen oder zur Bildung von Nässe (Kasten unten) neigen, eher überfordert ist. In einem solchen Fall sind gekochte, warme Mahlzeiten passender, um ausreichend Energie bereitzustellen, das Normalgewicht zu halten und das allgemeine Wohlbefinden zu erhalten. Da die Kraft des Organpaares Magen und Milz etwa ab dem 35. Lebensjahr, unabhängig von der individuellen Veranlagung, kontinuierlich nachlässt, ist die Stärkung der Mitte mit zunehmendem Alter, spätestens jedoch in den Wechseljahren, elementar.

Regelmäßig gute, warme Mahlzeiten zu kochen und zu essen sind besonders wirkungsvolle Maßnahmen zur Stärkung der Mitte, ganz im Sinne einer sinnlichen Selbst-Für-Sorge.

Lebensmittel wie Milchprodukte, Backwaren oder Schweinefleisch sind zunächst grundsätzlich wertvoll und liefern gutes Qi, Blut, Säfte und Substanz. Spätestens ab dem mittleren Lebensalter sind sie jedoch für viele nur schwer zu verdauen und tragen daher schnell zur Bildung von Nässe bei. Wenn Sie trotzdem nicht auf diese Lebensmittel verzichten möchten, testen Sie, welche dieser Produkte für Sie am verträglichsten sind. Morgens und mittags ist die Verträglichkeit generell besser als

Lebensmittel, die zur Bildung von Nässe neigen

Milch, Milchprodukte, Brot, Backwaren, Süßigkeiten, Süßungsmittel, Fruchtsäfte, Schweinefleisch

Anzeichen einer geschwächten Mitte

- Müdigkeit und Konzentrationsmangel
- Heißhunger auf Süßes
- Blähungen
- Völlegefühl
- Übelkeit
- Appetitlosigkeit
- breiiger Stuhlgang, Durchfall oder auch Verstopfung
- Bindegewebsschwäche
- Übergewicht
- Fettablagerungen im Hüftbereich und an den Oberschenkeln
- Empfindlichkeit gegen feuchtes Wetter/Klima
- Schweregefühl in Armen und Beinen
- kalte Hände, bei lang andauernder Schwäche auch kalte Füße, Knie, Hüfte und Po
- Niedergeschlagenheit

Anzeichen einer starken Mitte

- guter Appetit
- gute Verdauung
- Kraft, Ausdauer und Stabilität
- gute Konzentration und analytische Denkfähigkeit
- sorgsames und fürsorgliches Verhalten

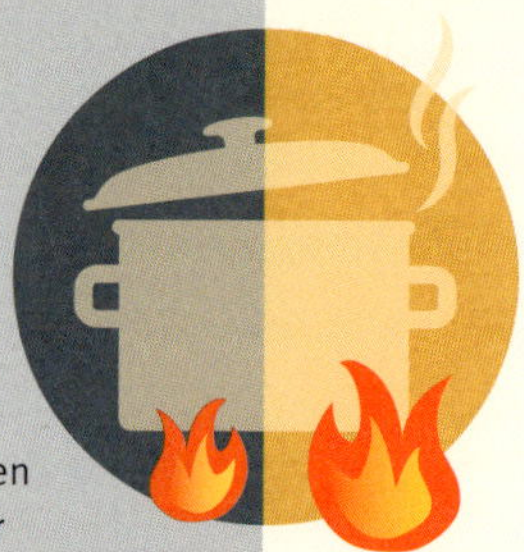

abends. Milchprodukte und Käse, vor allem von Schaf und Ziege, sind gewöhnlich leichter von Ihrem inneren Kochtopf zu verarbeiten als reine Milch.

Je nach persönlicher Veranlagung, also ob Sie zur starken oder schwachen Mitte neigen, Lebensalter und Jahreszeit können Sie der gekochten Nahrung auch etwas Rohkost hinzufügen – bei guter Veranlagung, in jüngeren Jahren und in der warmen Jahreszeit auch mehr, bei Schwäche, in hohem Alter und in der kalten Jahreszeit nur wenig. Lassen Sie sich am besten davon leiten, wie gut Sie Rohkost vertragen, und vertrauen Sie darauf, dass Ihnen Ihr Körper signalisiert, wie es ihm bekommt.

Sport heizt das Feuer unter dem Kochtopf an und fördert den freien Fluss von Qi. Körperliche Aktivität wirkt sich also förderlich auf die Umwandlung der Nahrung aus und stärkt die Mitte. Dass erklärt auch, warum Sport kräftigt, entspannt, die Abwehr stärkt, stabilisierend wirkt und sich auf viele andere Funktionen, an denen die Mitte beteiligt ist, positiv auswirkt. Genau aus diesem Grunde haben Frauen, die regelmäßig Sport treiben, seltener Wechseljahresbeschwerden als körperlich Inaktive.

Nach der Ernährungslehre der Chinesischen Medizin besitzen Lebensmittel zudem eine thermische Wirkung. Das ist unabhängig davon, ob sie gekocht und warm oder in kaltem Zustand gegessen werden. Zubereitung und Verarbeitung können jedoch die ursprüngliche thermische Wirkung eines Lebensmittels etwas verändern.

Thermische Wirkung bedeutet: Ein Nahrungsmittel hat entweder eine kalte, kühle, neutrale, warme oder heiße Wirkung auf unseren Stoffwechsel. Sie kennen das ein oder andere Beispiel dazu sicher aus eigener Erfahrung oder können es zumindest leicht nachvollziehen: Ein Stück Ingwer wirkt heiß und es wird Ihnen warm. Vielleicht fangen Sie sogar an zu schwitzen. Ein Joghurt, auch wenn es Zimmertemperatur hat, wirkt kühlend. Das trifft beispielsweise auch auf Mineralwasser zu. Probieren Sie es einfach einmal aus. Trinken Sie eine Woche lang jeden Morgen eine Tasse gekochtes, heißes Wasser. Die Woche darauf trinken Sie zum Vergleich ein Glas Mineralwasser am Morgen. Achten Sie darauf, wie Sie sich jeweils danach fühlen.

Saisonal und regional einfach verbinden

Wenn Sie Gemüse und Obst entsprechend der Saison und der Region auswählen, können Sie sicher sein, dass diese ausgereift sind und mit ihrer thermischen Wirkung zur entsprechenden Jahreszeit genau das Richtige für Sie sind. Denn die Natur ist einfach perfekt eingerichtet und liefert uns genau das Passende zur entsprechenden Zeit am jeweiligen Ort. Würden wir nicht eifrig in die naturgegebenen Regelkreisläufe und Prozesse eingreifen, wäre das sicherlich gesünder für Mensch und Natur.

Südfrüchte und unreife sowie in Treibhäusern schnell gewachsene Gemüse- und Obstsorten sind in ihrer thermischen Wirkung eher kühlend. Das heißt, Sie müssen viel Verdauungsfeuer aufbringen, um sie zu verdauen. Viele Frauen ab dem mittleren Lebensalter sind mit diesem

Gemüse und den kühlenden Früchten überfordert und vom fehlenden, wässrigen Geschmack enttäuscht. Saisonales Obst und Gemüse von hoher Qualität, aus regionalem und kontrolliert biologischem Anbau, haben dagegen meist einen guten natürlichen Eigengeschmack und sind zudem nachhaltig.

Für ein wohlschmeckendes, gut verträgliches Mahl sind einfache Lebensmittelkombinationen ohne viele weitere Zutaten ideal. Auf diese Weise können wir die vielfältigen Gemüse der Saison abwechslungsreich kombinieren und bei Bedarf mit kleinen Portionen tierischer Nahrung ergänzen.

Regelmäßigkeit und Rhythmus beherzigen

Morgens arbeitet unser innerer Kochtopf am besten, abends am schlechtesten. Es ist von Vorteil, gut zu frühstücken und abends nur wenig, besonders leicht Verträgliches und nicht so spät zu essen. Am besten, Sie essen vor 19 Uhr. Während der Nacht und der frühen Morgenstunden brauchen unsere Verdauungsorgane Ruhe. Späte Mahlzeiten beeinträchtigen unser Wohlsein und wirken sich negativ auf Schlaf und Körpergewicht aus. Eine alte Volksweisheit beschreibt diese Empfehlung treffend: »Iss morgens wie eine Kaiserin, mittags wie eine Edelfrau und abends wie eine Bettelfrau«. Es ist hilfreich, besonders abends darauf zu achten, Speisen zu essen, die einfach zu verdauen sind. Das trifft vor allem auf gekochte Gemüse- und Getreidegerichte, insbesondere in Form von Suppen, zu, die einfach zu verdauen sind. Im Kapitel »Suppen – wundervoll und köstlich« (Seite 114) finden Sie leckere Rezepte dazu.

Jede Mahlzeit benötigt etwa 4–5 Stunden, um von unserem Verdauungssystem gut umgewandelt zu werden. Zwischen den Mahlzeiten etwas zu essen verschlechtert diesen Prozess, was die Bildung von Nässe begünstigt. Das ist, als würden Sie eine Stunde, nachdem Sie einen Bohneneintopf aufgesetzt haben, noch ein paar Bohnen und nach einer weiteren Stunde wieder ein paar Bohnen hinzufügen. Der Eintopf wird auf diese Weise nie gut durchkocht und daher nicht besonders gut verträglich sein. Ein Teil der Bohnen ist bereits zerfallen, andere Bohnenkerne sind noch hart.

Trinken Sie am besten nichts oder nur wenig während einer Mahlzeit, da Verdauungssäfte eine höhere Wirksamkeit haben, wenn sie nicht durch Getränke verdünnt werden. Auch zu heiße oder zu kalte Getränke sind nicht optimal – Hitze schwächt den Magen und Kälte verlangsamt seine Aktivität.

Unser Verdauungssystem braucht eine gewisse Regelmäßigkeit, um gut zu funktionieren. Wer häufig Diäten macht oder unregelmäßig isst, verschlechtert seine Funktion. Als Folge kommt es zu dem bekannten Jojo-Effekt. Unser innerer Kochtopf ist nach solchen Diäten nicht mehr gut im Training, aus dem Rhythmus geraten und nun daran gewöhnt, weniger zu arbeiten. Das gilt insbesondere, wenn Sie das Frühstück ausfallen lassen. Dann nutzen Sie die optimale Arbeitszeit Ihres inneren Kochtopfs nicht aus. Das ist vergleichbar mit einer Sportlerin, die in der Zeit ihrer höchsten Leistungsfähigkeit nicht trainieren darf – für Bestleistungen ein ungünstiger Zeitplan.

Ebenso beeinträchtigen alle Extreme die Effizienz unseres Verdauungssystems: zu viel, zu wenig, zu fett, zu spät, zu süß, zu heiß, zu kalt. Es gilt, die goldene Mitte einzuhalten.

Manchen Frauen kann es entgegenkommen, nur zwei Mahlzeiten pro Tag zu essen. Das widerspricht grundsätzlich nicht den Empfehlungen nach der Chinesischen Medizin. Solange zwischen den Mahlzeiten nicht Hunger gelitten wird und die zweite Mahlzeit nicht am späten Abend ist, kann die längere Essenspause eine willkommene Ruhe für die Verdauungsorgane sein und durchaus die Mitte stärken. Das macht sich dann auch positiv bei der Gewichtsregulation bemerkbar.

Achtsamkeit schulen und pflegen

Nicht zuletzt sind zu viele und vor allem unnötige Informationen während des Kochens und Essens schwächend, denn die Mitte ist ja nicht nur für die Verdauung von Nahrung zuständig. Sie sorgt auch für die Sortierung und Umwandlung aller nicht-materiellen Dinge, die wir wahr- und damit aufnehmen. Aus dieser weitreichenden Betrachtungsweise wird deutlich: Alle Informationen, sei es aus der Zeitung, dem Fernsehen, Radio oder Tischgespräch, die wir zusätzlich zur Nahrung während einer Mahlzeit aufnehmen, müssen mit verdaut werden. Das kann auf Dauer überfordern. Und so ist es in der heutigen, informationsüberfluteten Zeit, in der zudem alles Mögliche gleichzeitig erledigt wird, nicht verwunderlich, wenn es immer mehr Menschen mit einem geschwächten Verdauungssystem und entsprechenden Beschwerden und Erkrankungen gibt.

Sie kennen es bestimmt aus eigener Erfahrung, wenn das Essen alles andere als von Achtsamkeit geprägt ist: Sie führen beispielsweise bei Geschäftsessen schwierige Verhandlungen oder während des Essens zu Hause ein Streitgespräch, Sie sitzen während der Arbeit am Schreibtisch und essen nebenbei oder Sie lesen während des Frühstücks die neuesten schlechten Nachrichten aus der Zeitung. Diese und ähnliche Situationen schlagen Ihnen mit großer Wahrscheinlichkeit unangenehm auf den Magen und bringen unliebsame Verdauungsbeschwerden mit sich.

Achtsames Essen kann sehr heilsam sein. So ist es gut, beim Essen im schönen Sinne ganz auf das Essen konzentriert zu sein und nicht durch Fernsehen, Zeitung, Arbeit oder andere Dinge abgelenkt zu sein. In einer angenehmen Atmosphäre und guten Stimmung gelingt das besonders gut. Wir kauen dann ausgiebiger, der Sättigungseffekt ist größer, wir fühlen uns zufriedener, achten besser darauf, wann wir satt sind und können spüren, welches Essen uns guttut und welches nicht.

Im Sitzen zu essen, auch wenn es nur Kleinigkeiten sind, entspannt unseren Verdauungstrakt und erleichtert ihm die Arbeit. Zudem fokussiert es unsere Aufmerksamkeit auf das Essen. Wie entspannend, wenn wir uns in unserem Tun nur auf eine Sache konzentrieren und nicht davon getrieben sind, alles Mögliche gleichzeitig zu erledigen. Das gilt im Übrigen auch für das Kochen. Wenn Sie kochen, dann kochen Sie! Schauen Sie nicht nebenbei in den Fernseher oder auf das Handy. Nehmen Sie alle Aromen bewusst wahr und beobachten Sie, wie sich die einzelnen Zutaten zu einem köstlichen Gericht verbinden. Alles, was wir tun, gewinnt an Wirkkraft, wenn wir unsere ganze Aufmerksamkeit darauf lenken.

Wertschätzende und liebevolle Haltung leben

Mit einer wertschätzenden Haltung der Nahrung, der Erde und den Menschen gegenüber, die sie uns schenken, ist unsere Aufmerksamkeit auf die Fülle des Lebens gerichtet. Das führt uns weg von dem Fokus auf Mangel an Nährstoffen und die Angst vor Krankheiten. Mit einer solchen Blickrichtung fühlen wir uns dankbar, wohl und gut versorgt. Unsere Mitte wird gestärkt. Begleitet von einem Staunen über das, was uns gegeben wird, erkennen wir auch die Liebe und Schönheit, die in diesem Geschenk liegt. Ein alter Yogameister hat dies sehr passend in etwa mit den Worten beschrieben: »Die Nahrung ist ein Liebesbrief der Schöpfung«.

Bereits ein kurzer, jedoch bewusster Moment der Dankbarkeit während des Kochens und bei jedem Essen erinnert uns an diesen Liebesbrief, stärkt unsere Mitte und unser Vertrauen, dass uns das Leben nährt.

Basisempfehlungen für eine starke Mitte

Nachfolgend finden Sie die fünf Basisempfehlungen nochmals kurz und verständlich für einen schnellen Überblick einprägsam zusammengefasst.

Gute Verträglichkeit und Für-Sorge genießen

- Regelmäßig warme Mahlzeiten zur Stärkung der Mitte essen.
- Je nach Verträglichkeit, Jahreszeit und körperlicher Aktivität auch etwas Rohkost hinzufügen.
- Sport treiben, der Spaß macht; im Alltag aktiv bewegen.

Saisonal und regional einfach verbinden

- Gemüse und Obst entsprechend der Saison auswählen.
- Frische, vollwertige Lebensmittel, regionalen (Bio-) Anbau und artgerechte Tierhaltung bevorzugen.
- Auf guten, natürlichen Eigengeschmack bei der Auswahl von Lebensmitteln achten.
- Vielfalt genießen und abwechslungsreich essen.
- Einfache Lebensmittelkombinationen in einer Mahlzeit bevorzugen; viele und unnötige Zutaten meiden.
- Pflanzliche Lebensmittel bevorzugen; bei Bedarf tierische Nahrung in kleinen Portionen gezielt einsetzen.

Regelmäßigkeit und Rhythmus beherzigen

- Morgens und mittags mehr, abends weniger essen.
- Am besten vor 19 Uhr essen.
- Möglichst regelmäßige Mahlzeiten zu festen Zeiten.
- Auf ausreichend Pausen (mind. 4 Stunden) zwischen den Mahlzeiten achten.
- Zu den Mahlzeiten nichts oder nur wenig trinken.
- Extreme meiden: zu viel, zu wenig, zu fett, zu spät, zu süß, zu heiß, zu kalt, zu …, die goldene Mitte einhalten.

Achtsamkeit schulen und pflegen

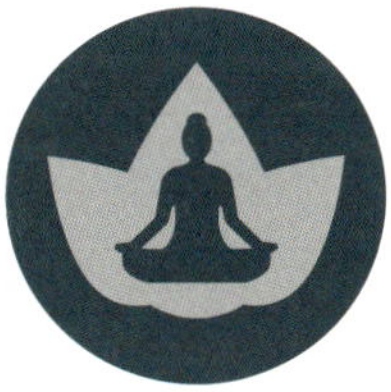

- In Ruhe und angenehmer Atmosphäre essen.
- Im Sitzen und entspannt, nicht im Stehen oder Gehen essen.
- Auf das Essen konzentriert sein, mit allen Sinnen wahrnehmen, ausreichend kauen, nicht während des Arbeitens, nicht nebenbei essen.

Wertschätzende und liebevolle Haltung leben

- Wertschätzende Haltung der Nahrung gegenüber pflegen.
- Vor jedem Essen einen bewussten Moment der Dankbarkeit praktizieren.
- Mit Liebe und Wertschätzung kochen.

Die Wirkung von Getränken

Für größere Trinkmengen ist Leitungswasser am besten geeignet. Gekochtes, auf eine warme, angenehme Trinktemperatur abgekühltes Wasser ist besonders gut verträglich, regt Wärmezirkulation und Stoffwechsel an.

KAFFEE UND SCHWARZER SOWIE GRÜNER TEE sind nur in Maßen, also ein bis zwei kleine Tassen pro Tag empfehlenswert, da sie in größeren Mengen die Säfte des Organismus austrocknen. Kaffee hat eine warme, schwarzer und grüner Tee haben eine kühlende thermische Wirkung.

KRÄUTERTEES können eine starke Kühlung bewirken, wenn sie einen hohen Anteil an bitteren Kräutern haben. Ebenso wirken viele Früchtetees eher kühlend bis erfrischend. Damit wird das Feuer unter dem inneren Kochtopf vermehrt beansprucht und so mancher ist mit einer regelmäßigen Zufuhr solcher Tees überfordert.

Teesorten mit einem hohen Anteil an scharfen Gewürzen, wie beispielsweise viele Gewürztees, haben eine erwärmende oder erhitzende Wirkung. Sie können zur Vermeidung einer Erkältung von Nutzen sein. Ein regelmäßiger Konsum dieser Tees trocknet jedoch auf Dauer, ähnlich wie Kaffee, die Säfte aus und bringt zusätzlich Hitze.

All diese Tees sind, in Maßen genossen und gezielt eingesetzt, eine Bereicherung. Gönnen Sie sich eine Tasse pro Tag. Als Dauergetränk zugeführt können sie uns jedoch aus der Balance bringen und mehr schaden als nutzen.

FRUCHTSÄFTE enthalten eine konzentrierte Süße, die die Verdauung überfordern kann. Daher sind sie in verdünnter Form, also mit Wasser gemischt, besser verträglich. Mit 0,2 Liter Apfelsaft führen wir uns beispielsweise immerhin etwa drei Äpfel auf einmal zu. Wer fühlt sich nicht bereits bei dem Gedanken daran, drei Äpfel hintereinander zu essen, überfordert?

MINERALWÄSSER sind ihrer thermischen Wirkung nach kühlend. Je höher der Mineralstoffgehalt ist, umso kühlender sind sie. Ab dem mittleren Lebensalter und insbesondere bei schwacher Mitte ist Leitungswasser besser geeignet. Es ist weniger kühlend und benötigt somit weniger Verdauungsfeuer. Eine teurere Alternative ist mineralstoffarmes Mineralwasser.

ALKOHOLISCHE GETRÄNKE begünstigen die Bildung von pathologischer Feuchtigkeit, wenn sie in größeren Mengen getrunken werden. Rotwein und hochprozentige Alkoholika bringen zudem Hitze. Bei Hitzewallungen, Schlafstörungen und anderen Hitzezeichen sind sie daher kontraproduktiv. Sofern wir alkoholische Getränke auch ohne unerwünschte Nebeneffekte genießen möchten, gelingt das am besten, wenn wir sie als Genussmittel verwenden und nicht als regelmäßig konsumiertes Getränk.

So trinken Sie optimal

- heißes Wasser als Basisgetränk
- Kaffee, schwarzer oder grüner Tee: max. 1–2 kleine Tassen pro Tag, ohne Milch
- Kräutertee und Früchtetee: gezielt und in Maßen einsetzen, kein Dauergetränk
- Fruchtsaft: wenn überhaupt, dann in verdünnter Form, etwa 1 : 3
- Mineralwasser: Leitungswasser, alternativ Sorten mit wenig Mineralien bevorzugen

Getreide stärkt die Mitte

Getreide stärkt in hohem Maße die Mitte. Es fördert Ruhe, Gelassenheit, Klarheit und einen guten, erholsamen Schlaf. Als volles Korn genossen, hat Getreide die stärkste Qi-aufbauende Wirkung und trägt maßgeblich zu Vitalität und Kraft bei. Als ganzes Korn oder in nur gering verarbeiteten Getreideprodukten gegessen, ist es eines der ausgewogensten Nahrungsmittel und sehr empfehlenswert. Getreide diente schon immer vielen Menschen weltweit als wichtiges Grundnahrungsmittel.

Relativ wenige Menschen essen hierzulande Vollkorngetreide in einer warmen Hauptmahlzeit, wie beispielsweise in Form eines Getreidefrühstücks. Frühstückscerealien wie Cornflakes oder Weizenpops werden zwar gerne gegessen, sie enthalten jedoch nicht mehr alle wichtigen Bestandteile des vollen Korns. Dies trifft auch auf Nudeln aus Auszugsmehl und weißen Reis zu.

Wenn Sie bislang nur wenig Vollgetreide auf dem Speiseplan stehen hatten, ist es ratsam, mit leicht verdaulichen Sorten zu beginnen. Dazu gehören vorrangig Reis, Hirse, Mais und Quinoa. Grieß oder Flocken anderer Sorten können ebenfalls zu Beginn verwendet werden, bis sich Ihr Verdauungssystem an Vollgetreide gewöhnt hat. Für eine leichtere Verdauung können Sie ganze Getreidekörner am besten über mehrere Stunden einweichen. Das verkürzt zudem die Kochzeit.

Getreide ist, mit wenigen kühlenden oder erwärmenden Ausnahmen, ein thermisch neutral wirkendes Lebensmittel. Die Zubereitungsweise hat, wie bei allen anderen Lebensmitteln auch, Einfluss auf die thermische Wirkung. Das Anrösten von Getreide erhöht beispielsweise die wärmende Wirkung.

Grundsätzlich stärken alle Getreidesorten die Mitte. Einige stärken jedoch im Besonderen unsere Vitalkräfte, andere haben eine besonders beruhigende Wirkung auf den Geist und sorgen für einen guten Schlaf. Andere wiederum fördern Balance und wirken allgemein ausgleichend und stabilisierend. So werden die einzelnen Getreidesorten auf den nächsten Seiten näher in ihrer energetischen Wirkung sowie Zubereitungs- und Verwendungsweise beschrieben.

Reis

Reis kräftigt die Mitte, wirkt harmonisierend und belebend auf unsere Vitalkräfte. Seine beruhigende und stärkende Wirkung bringt Balance und gleicht Extreme aus.

Reis ist von neutraler Thermik und süßem Geschmack. Er dient gut als Beilage oder für ein herzhaftes oder süßes Frühstück sowie als Nachtisch.

VERWENDEN SIE REIS

- als süße Reistarte aus Rundkornvollkornreis, mit Ei oder feinen Haferflocken. Verfeinert mit klein geschnittenen Äpfeln, Rosinen, etwas Dattelsirup, Zimt und Zitronensaft als Füllung, gerösteten Mandelblättchen für das Topping.
- herzhaft zubereitet als Risotto mit Schafskäse, Weißwein und Stangensellerie oder anderem Gemüse.
- als Basmatireis mit Linsen, Spinat oder Mangold und frischen Kräutern wie Minze oder Basilikum mit einem Klecks saurer Sahne dazu.

ZUBEREITUNG VON 2 PORTIONEN: 150 g Vollkornreis in einen Topf geben, so viel Wasser zugeben, bis es etwa einen Finger breit über dem Reis steht. Alles kurz aufkochen und für 35–45 Min. bei kleiner Hitze köcheln lassen. Weißer Reis benötigt eine Kochzeit von 15–20 Min.

Mais

Mais harmonisiert und stärkt insbesondere den Magen, reguliert die Verdauung und ist bei Magenbeschwerden hilfreich. Das ist bei Stress und Hektik, die auf den Magen oder die Verdauung schlagen, sehr nützlich. Seine beruhigende Wirkung auf Herz und Geist unterstützt zudem Gelassenheit und Balance.

Mais hat eine neutrale Thermik und einen süßen Geschmack. Er schmeckt köstlich als Polenta oder auch Süßspeise.

VERWENDEN SIE MAIS

- als Polenta kombiniert mit verschiedenem Gemüse, wie Paprika, Möhren, Lauch, Spitzkohl, Brokkoli, Zucchini oder Spargel. Das gedünstete, gewürzte Gemüse wird dazu einfach mit etwas Butter oder Pflanzenmargarine und gegebenenfalls Käse, Oliven oder Ei unter die Polentamasse gemischt und dann im Backofen gebacken oder in kleine Stücke geschnitten in der Pfanne gebraten.
- in süßer Variante als Grießbrei mit Beeren, Kirschen oder gedünstetem Apfel, ein paar gehackten, gerösteten Nüssen, etwas Vanille und Dattelsirup.
- als herzhafte Füllung, zusammen mit Pilzen und Zwiebeln, für Paprikaschoten oder ausgekratzte Zucchini oder Gurken, im Ofen gegart.

ZUBEREITUNG FÜR 2 PORTIONEN: ½ L Wasser in einem Topf zum Kochen bringen, 125 g Maisgrieß einrühren, kurz aufkochen lassen und bei kleinster Wärmezufuhr für 10 Min. köcheln lassen. Die Masse zwischendurch ein- bis zweimal umrühren und danach für weitere 10 Min. auf ausgeschalteter Herdplatte quellen lassen.

Hafer

Hafer hat eine kräftigende und belebende Wirkung auf den Körper und fördert einen wachen Geist. Das ist bei Energiemangel und Antriebslosigkeit sowie Konzentrationsschwäche hervorragend. Bei Schlafstörungen, innerer Unruhe und Hyperaktivität kann er jedoch fehl am Platze sein.

Hafer hat einen süßen und leicht bitteren Geschmack sowie eine neutrale Thermik, mit Tendenz zur Wärme. Sein leicht nussiges Aroma eignet sich gut für Brot und Backwaren. Hafer schmeckt auch hervorragend als kräftigender Porridge am Morgen sowie als Beilage für Suppen und Eintöpfe.

VERWENDEN SIE HAFER

- zu Eintöpfen mit Hülsenfrüchten wie Bohnen oder Erbsen, herzhaft gewürzt und mit schmackhaftem Gemüse wie Lauch, Möhren, Kürbis oder Kohl, alles harmonisch zu einem 1-Topf-Gericht kombiniert.
- in Form von Flocken in süß oder herzhaft zubereiteten Varianten. Beispielsweise mit Dinkelmehl, Butter oder Pflanzenmargarine und ein paar wenigen Gewürzen zu würzigen Haferkeksen gebacken.
- oder als stärkende Variante zum klassischen Crumble, in gerösteter Form, zusammen mit Honig, Äpfeln, Birnen oder Pfirsichen und etwas Zimt.

ZUBEREITUNG VON 2 PORTIONEN: 150 g Nackthafer in einen Topf geben und mit so viel Wasser übergießen, bis das Wasser einen Finger breit über dem Hafer steht. Alles zum Kochen bringen und bei kleiner Hitze ca. 40 Min. kochen.

Weizen und Dinkel

Weizen im ganzen Korn gegessen nährt und beruhigt im Besonderen das Herz und den Geist. Das ist bei Nervosität, Schlaflosigkeit und innerer Unruhe hervorragend. Das gilt für Produkte aus raffiniertem Weizenmehl wie Brot, Backwaren oder Nudeln allerdings nicht. Zudem fördern diese nach der Chinesischen Medizin bei einigen Menschen durchaus die Gewichtszunahme. Das ist in den Wechseljahren meist nicht erwünscht.

Dinkelmehlprodukte bieten sich hier als gute Alternative an. Die beruhigende Wirkung ganzer Dinkelkörner ist zwar weniger stark ausgeprägt als die von Weizen. Dafür stärkt Dinkel nicht nur im besonderen Maße die Mitte, er ist auch meist besser verträglich als Weizen. Dinkel ist von neutraler Thermik und süßem Geschmack. Er eignet sich vor allem als Grieß oder Flocken für ein warmes Frühstück und ebenso in Form von Brot, Backwaren, Nudeln, Aufläufen und Eintöpfen.

Weizen ist, im ganzen Korn genossen, besonders in den Wechseljahren als Weizentee (Seite 91) empfehlenswert. Weizenkörner können jedoch auch als Zutat zu Salaten oder Suppen verwendet werden.

VERWENDEN SIE DINKEL

- in Form ganzer Dinkelkörner für einen Eintopf, beispielsweise aus frischen grünen Bohnen, Bohnenkraut, Kartoffeln, gerösteten Zwiebeln und etwas Gemüsebrühe. Köstlich einfach!
- als Auflauf aus dem Ofen in einer Kombination von Dinkelmehl und Dinkelflocken, zusammen mit Butter, Ei, Dinkelmilch und ein wenig Zucker als Teigmasse, die über leckere Früchte wie Kirschen, Pflaumen oder auch Birnen gestrichen wird.
- als Taboulé aus Dinkelbulgur mit frischer Petersilie, Tomaten, Gurke, Frühlingszwiebeln, frischer Minze, Zitronensaft und Olivenöl.

ZUBEREITUNG VON 2 PORTIONEN: 150 g Dinkel in einen Topf geben, 450 ml Wasser zufügen, kurz aufkochen und für ca. 60 Min. kochen lassen. Über Nacht eingeweichte Körner brauchen etwa 30 Min. Kochzeit und etwas weniger Wasser.

Hirse

Hirse ist besonders leicht verträglich, wenn sie vor dem Kochen leicht angeröstet wird. Nur bei sehr schwacher Verdauung mit wässrigem Stuhl ist sie zu meiden. Hirse wirkt harmonisierend und hat eine allgemein stärkende und beruhigende Wirkung. Sie eignet sich bei innerer Unruhe, Nervosität und Schlafstörungen. Bei regelmäßigem Verzehr fördert sie darüber hinaus das Wachstum kräftiger Haare und Fingernägel sowie ein kräftiges Bindegewebe.

Hirse hat einen süßen und leicht salzigen Geschmack, die Thermik ist kühl. Der leicht bittere Geschmack, den Hirse aufgrund ihres Gehalts an Saponinen hat, wird durch Waschen mit heißem Wasser vor dem Kochen entfernt.

Hirse ist hervorragend als Beilage zu Gemüse, Fleisch oder Fisch und eignet sich ebenfalls gut als warmes Frühstück in Form des ganzen Korns oder von Flocken.

VERWENDEN SIE HIRSE

- als süßes oder herzhaft zubereitetes Frühstück mit Hirseflocken oder ganzer Hirse, beispielsweise als herzhaft-süß zubereitete vegetarische Füllung, zusammen mit Rosinen, Curry, Zimt und gerösteten Zwiebeln, für Kräuterrouladen oder Paprikaschoten.
- als veganes Hirsotto, zubereitet mit gedünsteten Champignons, frischem Basilikum, Gemüsebrühe, etwas Senf und gehackten Walnüssen.
- als knusprig gebratene Gemüse-Hirse-Küchlein aus Spinat mit Mandelblättchen, Zitronenschale, Ei, Gewürzen und Schnittlauch.

ZUBEREITUNG VON 2 PORTIONEN: 150 g Hirse gut mit heißem Wasser waschen, in einen Topf geben und mit so viel Wasser übergießen, bis es knapp einen Finger breit über der Hirse steht. Kurz aufkochen und bei kleinster Hitzezufuhr für etwa 15 Min. köcheln lassen. Nach dem Kochen die Hirse nicht mehr umrühren. Dann bleibt sie wunderbar körnig.

Gerste

Gerste hat durch ihre positive Wirkung auf die Schleimhäute eine beruhigende und wohltuende Wirkung auf Magen und Dickdarm. Sie ist ausgesprochen gut geeignet bei Entzündungen in diesem Bereich, die häufig durch Stress und unachtsames, hektisches Essen entstehen.

In Form von Frühstücksflocken, warm zubereitet und/oder als Graupen in Suppen und Eintöpfen regelmäßig genossen, entfaltet sie eine heilsame Wirkung und schmackhafte Verwendung.

Die Thermik von Gerste ist kühl, der Geschmack ist süß und leicht salzig.

VERWENDEN SIE GERSTE

- in einem klassischen Gersteneintopf aus Graupen oder ganzen Gerstenkörnern mit Kartoffeln, Möhren und Lauch zubereitet, herzhaft gewürzt mit Pfeffer und Meerrettich oder Senf.
- wunderbar als Zutat zu einem Hülsenfruchtgericht. Beispielsweise mit grünen oder schwarzen Linsen, saisonalem Gemüse, Pfeffer oder Curry, etwas Honig und geriebener Zitronenschale.
- als erfrischende Gerstencreme in der warmen Jahreszeit. Gekochte Nacktgerste mit einem Ei, Radieschen, grünen Kräutern – alles klein gehackt –, leicht gewürzt, mit Zitronensaft und saurer Sahne oder Sojaghurt abgerundet, ist eine sommerliche Köstlichkeit.

ZUBEREITUNG FÜR 2 PORTIONEN: 150 g Gerste in einen Topf geben und mit so viel Wasser übergießen, bis es gut einen Finger breit über der Gerste steht. Nach kurzem Aufkochen das Getreide für 60 Min. bei milder Hitze kochen. Über Nacht in Wasser eingeweichte Gerste hat eine Kochzeit von etwa 40 Min.

Roggen

Roggen wirkt thermisch neutral und hat einen leicht bitteren Geschmack. Roggen hat eine harmonisierende und besonders stärkende, Ausdauer fördernde Wirkung. Zudem unterstützt er die Bildung von kräftigen Fingernägeln, Haaren und Knochen.

Roggen wird überwiegend für die Herstellung von Brot verwendet. Aufgrund seines kräftigen, würzigen Geschmacks ist er auch für die Zubereitung pikanter Getreidegerichte geeignet.

VERWENDEN SIE ROGGEN

- als Zutat zu Pilzgerichten. Eine Kombination aus fertig gekochtem Roggen, Champignons, Frühlingszwiebeln, Paprika und Möhren, mild gewürzt in Gemüsebrühe gegart und mit frischem Schnittlauch verfeinert, ergibt ein leckeres Gemüse-Pilzragout.
- in der Variante als Roggen-Gemüsering. Dazu mild gewürztes saisonales Gemüse andünsten und mit gerösteten Zwiebeln mischen. Den fertig gekochten Roggen mit etwas Butter oder Pflanzenmargarine, Paprika edelsüß und klein gehackter Petersilie verfeinern. Den Roggen mit dem Gemüse mischen und in Form eines kleinen Rings servieren.
- in Form von gerösteten Roggenflocken als besondere Geschmacksnote zu Kartoffelgerichten. Beispielsweise zu einem Kartoffelauflauf mit einer Sauce aus gerösteten Zwiebeln, gerösteten Roggenflocken, Senf, Sahne und Rucola.
- zu leckeren Bratkartoffeln mit etwas Garam Masala und Petersilie gewürzt.

ZUBEREITUNG FÜR 2 PORTIONEN: 150 g Roggen in einen Topf geben und mit 450 ml Wasser aufgießen. Nach kurzem Aufkochen das Getreide für 60 Min. bei milder Hitze kochen. Über Nacht in Wasser eingeweichter Roggen hat eine Kochzeit von etwa 40 Min. und benötigt entsprechend weniger Wasser.

Quinoa

Quinoa wird wie Getreide verwendet, auch wenn es botanisch gesehen nicht dazu gehört. Es stärkt und vitalisiert den Körper insgesamt. Quinoa hilft, dass wir uns bei körperlicher Schwäche und Kraftlosigkeit wieder stark und geerdet fühlen.

Quinoa ist von neutraler Thermik und hat einen süßen, leicht sauren Geschmack.

Es ist vielseitig verwendbar und bereichert den Speiseplan als Beilage, in Suppen, Aufläufen oder als warmes Frühstück.

VERWENDEN SIE QUINOA

- in einer Kombination mit Lauch oder Frühlingszwiebeln in einem schmackhaften Gratin. Dazu das gedünstete und gewürzte Gemüse mit gekochtem Quinoa vermischen, in eine feuerfeste Form geben und eine Mischung aus Schafskäse, Dattelsirup, Zitronensaft und Garam Masala darüber streuen. Und ab in den Ofen!
- mit Hülsenfrüchten, wie beispielsweise Kichererbsen, mit gedünsteten Tomaten, etwas Koriander und Muskatnuss, Butter oder Pflanzenmargarine und frischen Minzblättern verfeinert.
- auch zu Salat. Beispielsweise zu Endiviensalat oder Feldsalat mit einer Sauce aus gehackten Walnüssen, Apfelessig, Meerrettich, schwarzem Pfeffer, Paprika edelsüß und Walnussöl.

ZUBEREITUNG VON 2 PORTIONEN: 100 g Quinoa mehrfach gut mit heißem Wasser waschen, in einen Topf geben, mit knapp 250 ml Wasser aufkochen und bei milder Hitzezufuhr für 20 Min. kochen. Dann für weitere 5 Min. auf ausgeschalteter Herdplatte quellen lassen.

Amaranth

Amaranth ist wie Quinoa kein Getreide, es wird jedoch so verwendet und ist eine der ältesten Nutzpflanzen der Welt. Bereits die Azteken, Inkas und Mayas wussten um seine Essenz aufbauende und Energie stärkende Wirkung.

Amaranth hat eine kühle thermische Wirkung und einen süßen, leicht bitteren Geschmack.

Es findet in Frühstückscerealien, in Brot und Gebäck Verwendung und eignet sich ebenfalls gut für herzhafte Getreidegerichte.

VERWENDEN SIE AMARANTH

- als Gericht mit Mungbohnen oder Kidneybohnen, Fenchel, Kürbis, Möhren oder/und Süßkartoffeln, indisch gewürzt mit Kurkuma, Zimt, Kreuzkümmel und frischem Ingwer. Nicht nur für besondere Tage!
- als nussig zubereitetes Curry mit gerösteten Zwiebeln, gerösteten Mandeln und Curry, in Gemüsebrühe gar gekocht. Dazu passt würzig gebratener Tofu.
- im Sommer in Kombination mit Eichblatt- oder Bataviasalat oder auch Tomaten, mit einer Sauce aus reifer Avocado, getrocknetem Dill, Oliven (Kalamata), Zitronensaft und dunklem Balsamicoessig.

ZUBEREITUNG VON 2 PORTIONEN: 100 g Amaranth mehrfach gut mit heißem Wasser waschen, in einen Topf geben, mit gut 350 ml Wasser aufkochen und bei milder Hitzezufuhr für 20 Min. köcheln lassen. Danach für weitere 10 Min. auf ausgeschalteter Herdplatte quellen lassen.

Getreidefrühstück – einfach und lecker

Ein warmes Getreidefrühstück stärkt ganz besonders die Mitte, gibt Kraft und ein wohlig angenehmes Gefühl im Bauch. Die meisten Klientinnen haben jedoch wenig bis keine Erfahrung mit einem warmen Getreidefrühstück. Rezepte sind hier sehr hilfreich. So finden Sie nachfolgend zehn Rezepte für ein Getreidefrühstück mit vielen Variationsmöglichkeiten.

Wer morgens wenig Zeit oder noch keinen Sinn für das Kochen hat, der kann das Getreidefrühstück bereits abends oder am Wochenende für zwei Tage vorkochen. Am Morgen wird es dann einfach nochmals erwärmt. Oder aber Sie kochen abends nur das Getreide für eine Portion vor, erwärmen es am Morgen und ergänzen noch frische Zutaten, wie Obst.

Flocken quellen über Nacht weiter und so kann sich die in den Rezepten angegebene Flüssigkeitsmenge etwas erhöhen. Das ist beim Vorkochen zu beachten. Ein etwas zu dünnflüssig erscheinender Porridge kann am nächsten Morgen genau die richtige Konsistenz haben, wenn er über Nacht gequollen ist. Mit ein wenig Erfahrung findet sich schnell das individuell passende Maß.

Sie frühstücken erst im Büro? Dann nehmen Sie sich das vorbereitete Frühstück ganz einfach gewärmt in einer Wärmebox mit.

Fruchtiger Reisporridge

So fruchtig, so gut

2 Portionen

10 Min.
+ 40 Min. Garzeit

2 EL Sesam

150 g Vollkornrundkornreis

2 Msp. Kardamom

350 ml Wasser

1 Msp. Salz

200 g Himbeeren

½ abgeriebene Zitronenschale

2 Msp. Kakao

2 Msp. Vanille

1 TL Dattelsirup

Sesam und Reis in einen Topf geben, erhitzen und für 5 Min. unter Rühren darin anrösten. Kardamom einstreuen, Wasser und Salz zugeben, alles kurz aufkochen und bei kleiner Hitze für 35 Min. garen. —— In der Zwischenzeit die Himbeeren waschen und vierteln und am Ende der Garzeit unter den Reis heben. —— Die Zitrone abwaschen, die Hälfte der Schale abreiben und zugeben. Kakao und Vanille einstreuen. Zum Schluss den Dattelsirup untermischen und alles nochmals kurz durchziehen lassen.

VARIATIONEN Verwenden Sie statt Himbeeren gerne Erdbeeren. Falls Aprikosen, Nektarinen oder Pfirsiche verwendet werden, diese 10 Min. vor Ende der Garzeit in den Topf geben und mitkochen. Statt Rundkornreis kann auch Hirse verwendet werden. Dann verkürzt sich die Kochzeit auf 20 Min.

Italienischer Maisporridge

2 Portionen

10 Min.
+ 15 Min. Garzeit

Lecker, nicht nur zum Frühstück!

400 ml Wasser

½ TL Paprika edelsüß

1 EL Butter oder Pflanzenmargarine

125 g Polenta (Maisgrieß)

10 Oliven (Kalamata)

50 g Feta oder 2 EL Sojacreme

15 Blätter Basilikum

Salz

1 EL Zitronensaft

Wasser in einen Topf geben und zum Kochen bringen. Paprika edelsüß einstreuen, Butter zugeben, kurz warten, bis die Butter geschmolzen ist, dann die Polenta unter Rühren einstreuen und nach kurzem Kochen auf milder Hitze für 10 Min. kochen. Gelegentlich umrühren und für weitere 5 Min. auf ausgeschalteter Herdplatte nachquellen lassen. —— Oliven kleinschneiden, Feta zerbröseln, Basilikumblätter waschen, trockenschütteln, kleinzupfen und alles unter den fertigen Polentabrei heben. Zum Schluss Salz und Zitronensaft einrühren. —— Zum Servieren Polenta in eine rechteckige, mit etwas Wasser ausgespülte Form füllen, glattstreichen, etwas abkühlen lassen, in kleine rechteckige Stücke schneiden und auf einem Teller servieren.

TIPP Abends oder am Wochenende vorbereiten und morgens in der Pfanne, in Würfel geschnitten, in etwas Ghee oder Bratolivenöl braten.

Klassischer Haferporridge

2 Portionen

10 Min.
+ 20 Min. Garzeit

Der Klassiker neu aufgetischt. Immer wieder gut!

- *1 TL Ghee oder Pflanzenfett zum Braten*
- *8 EL Haferflocken (ca. 70 g)*
- *1 EL Haselnüsse, gerieben*
- *1 TL Dattelsirup*
- *400 ml Wasser*
- *2 Äpfel*
- *3 Msp. Zimt*
- *2 EL Rosinen*

Ghee in einen Topf geben, erhitzen, Haferflocken einstreuen und für 3 Min. unter Rühren anrösten. Geriebene Haselnüsse zugeben und für weitere 1–2 Min. rösten. Dattelsirup unterrühren. Wasser zugießen, alles kurz aufkochen lassen und für 5 Min. auf kleiner Hitze garen. —— In der Zwischenzeit die Äpfel waschen, entkernen, vierteln, in dünne Stückchen schneiden und zu dem Haferbrei geben. Alles nochmals kurz aufkochen, Äpfel zugeben und für weitere 10 Min. kochen. —— Zum Schluss Zimt und Rosinen unterrühren.

VARIATIONEN Statt Äpfel können Birnen, Pfirsiche, Mirabellen oder Aprikosen verwendet werden. Haselnüsse können durch Walnüsse und Dattelsirup durch Honig ersetzt werden.

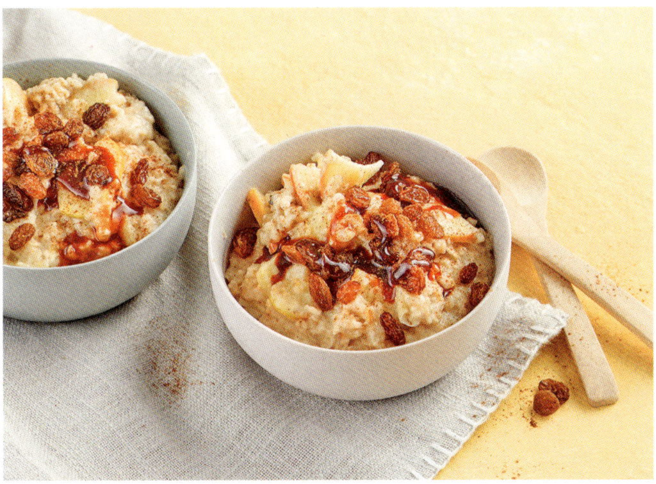

Süß-saftiges Hirsefrühstück

2 Portionen

10 Min.
+ 15 Min. Garzeit

Körniger Klassiker zum Frühstück

150 g Hirse
¼ TL Zimt
300 ml Wasser
1 Msp. Salz
2 TL Zitronensaft
1 Msp. Kurkuma
2 Nektarinen
4 Walnüsse
1 TL Ahornsirup
2 TL Schafsjoghurt oder Sojaghurt

Hirse mehrmals gut waschen und in einen Topf geben. Zimt einstreuen, Wasser und Salz zugeben, alles zum Kochen bringen und für 10 Min. bei kleiner Hitze garen. —— Zitronensaft und Kurkuma unterrühren. Die Nektarinen waschen, achteln, unterheben und alles für weitere 5 Min. auf ausgeschalteter Herdplatte durchziehen lassen. —— Walnüsse kleinhacken und einstreuen. Ahornsirup unterrühren und zum Schluss Schafsjoghurt zugeben.

VARIATIONEN Statt Nektarinen können auch Pflaumen, Mirabellen, Datteln, Aprikosen oder Pfirsiche verwendet werden. Walnüsse können durch Mandeln oder Haselnüsse ersetzt werden und Ahornsirup durch Honig. Schafsjoghurt kann durch Ziegenjoghurt und Hirse durch Dinkelbulgur (mit 10 Min. Quellzeit) ersetzt werden.

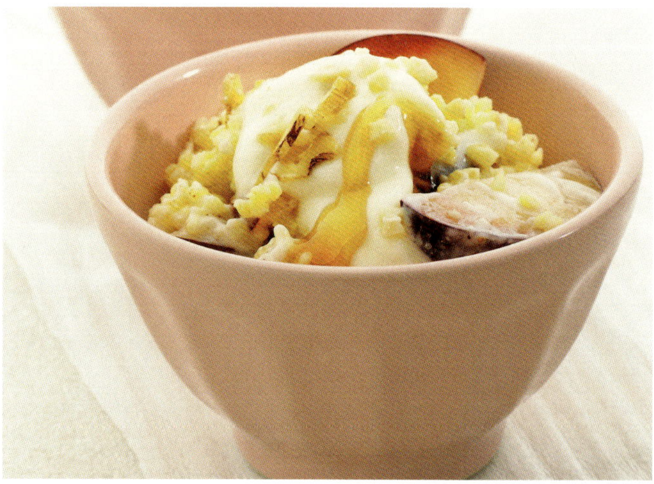

Goldgelber Couscous

Es darf auch gerne herzhaft sein

2 Portionen

10 Min.
+ 10 Min. Garzeit

1 TL Ghee oder Bratolivenöl

2 mittelgroße Möhren

8 Walnüsse

1 TL Dattelsirup

100 g Couscous

2 Msp. Vanille

3 Msp. Garam Masala

150 ml Wasser

Salz

¼ Bund Petersilie

Ghee in einen Topf geben. Möhren schälen oder mit einer Gemüsebürste säubern, waschen und fein raspeln. Walnüsse kleinhacken. Topf erhitzen, Möhren, Walnüsse und Dattelsirup zugeben und für 5 Min. andünsten. —— Couscous, Vanille und Garam Masala einrühren, Wasser angießen, Salz einstreuen, alles unter Rühren zum Kochen bringen und auf der warmen, ausgeschalteten Herdplatte für ca. 5 Min. ausquellen lassen. Couscous zwischendurch mit einer Gabel auflockern. —— In der Zwischenzeit Petersilie waschen, trockenschütteln und kleinhacken. Am Ende der Garzeit die Petersilie unterheben.

TIPP Wassermenge und Garzeit für Couscous können, je nach Sorte, variieren. Daher bitte die Zubereitungsangaben auf der Packung beachten.

VARIATIONEN Statt Möhren kann 1 Zucchini verwendet und Walnüsse können durch Haselnüsse ersetzt werden. Couscous kann durch Hirse (15 Min. Garzeit) ersetzt werden.

Herzhafte Dinkelküchlein

2 Portionen

15 Min.
+ 10 Min. Garzeit

So fängt der Tag köstlich an. Auch unterwegs!

- *2 Eier oder 6 EL zarte Haferflocken*
- *10 EL Dinkelflocken, Großblatt (ca. 100 g)*
- *2 EL Mandeln, gerieben*
- *30 frische Minzblätter*
- *3 Msp. Muskatnuss*
- *1 Msp. schwarzer Pfeffer*
- *Salz*
- *1 TL Ghee oder Olivenbratöl*
- *40 g Ziegenfrischkäse oder 1 EL Mandelmus*

Die Eier in eine Schüssel geben und verquirlen. Dinkelflocken und geriebene Mandeln unterrühren. Die Minzblätter waschen, trockenschütteln, klein zupfen und ebenfalls zugeben. Zum Schluss Muskatnuss, Pfeffer und Salz einstreuen. —— Ghee in eine Pfanne geben, erhitzen und die Flockenmasse in kleinen Küchlein oder als ganzen Pfannkuchen für etwa 10 Minuten darin braten. —— Zum Servieren die Küchlein mit Ziegenfrischkäse bestreichen.

TIPP Die Küchlein am Wochenende oder abends vorbereiten und morgens dann einfach nur kurz in der Pfanne, ohne Fett wärmen.
Werden Haferflocken statt Eier verwendet, müssen diese zuvor in etwa 100 ml Wasser eingeweicht werden.

VARIATIONEN Statt Dinkelflocken können auch Weizenflocken verwendet und Minzblätter können durch Basilikumblätter ersetzt werden. Schwarzer Pfeffer kann durch Koriander ersetzt werden.

Birne mit gerösteten Gerstenflocken

Beruhigt Magen und Geist

2 Portionen

10 Min.
+ 5 Min. Garzeit

1 TL Ghee oder Bratsonnenblumenöl

10 EL Gerstenflocken, Großblatt (ca. 80 g)

2 EL Mandelblättchen

1 TL Dattelsirup

1 große, vollreife Birne

2 Msp. Zimt

1 Msp. Salz

2 TL saure Sahne oder Sojacreme

Ghee in einen Topf geben, erhitzen, Gerstenflocken zugeben und für 3 Min. unter Rühren anrösten. Dann die Mandelblättchen zugeben und für weitere 2 Min. mitrösten. Zum Schluss den Dattelsirup unterrühren, die Herdplatte ausschalten und gelegentlich umrühren. —— Birne waschen, entkernen, achteln, in dünne Stückchen schneiden und unter die Flocken heben. Zimt und Salz einstreuen. Zum Schluss saure Sahne zugeben.

VARIATIONEN Statt der Birne kann ein süßer Apfel verwendet werden. Die Mandelblättchen können durch gehackte Haselnüsse und der Dattelsirup durch Honig ersetzt werden. Die saure Sahne kann auch weggelassen werden. Gerstenflocken können durch Dinkel- oder Roggenflocken ersetzt werden.

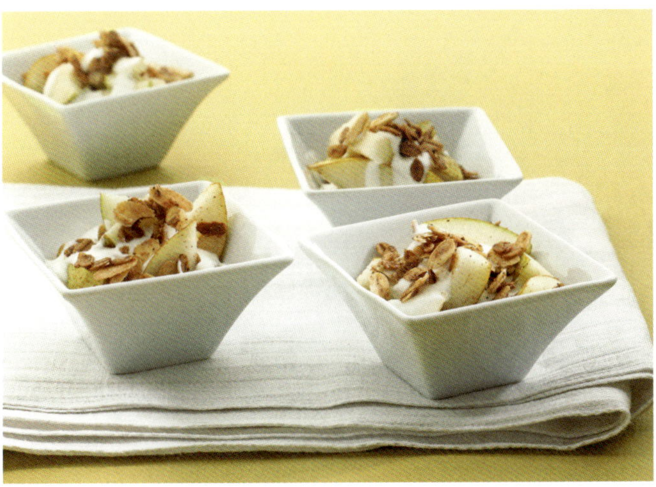

Datteln mit kernigen Roggenflocken

2 Portionen

5 Min.
+ 8 Min. Garzeit

Würzige Flocke trifft süße Trockenfrüchte, eine schmackhafte Kombi

2 TL Ghee oder Kokosfett

10 EL Roggenflocken, Großblatt (ca. 80 g)

2 EL Haselnüsse, gerieben

4 Datteln

1 EL Rosinen

2 Msp. Kardamom

1 Msp. Salz

½ abgeriebene Zitronenschale

Ghee in einen Topf geben, erhitzen, Roggenflocken zugeben und mit mäßiger Hitzezufuhr für 5 Min. unter Rühren anrösten. Dann die geriebenen Haselnüsse zugeben und für weitere 3 Min. mitrösten. —— Datteln kleinschneiden und zugeben. Rosinen, Kardamom, Salz und abgeriebene Zitronenschale einstreuen und unterrühren.

VARIATIONEN Statt Datteln können entsprechend mehr Rosinen oder getrocknete Aprikosen verwendet werden. Haselnüsse können durch Mandeln und Roggenflocken durch Dinkelflocken ersetzt werden.

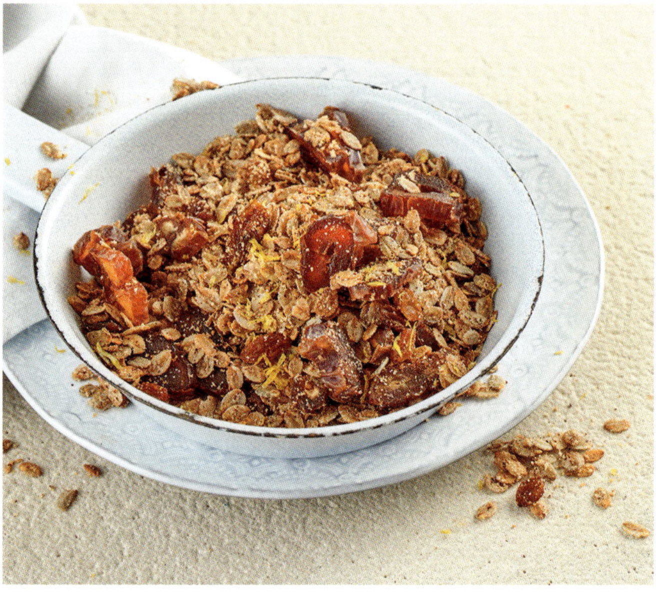

Mediterranes Quinoa-Frühstück

Stärkt für den Tag

2 Portionen

10 Min.
+ 25 Min. Garzeit

- *100 g Quinoa*
- *3 Msp. Zimt*
- *250 ml Wasser*
- *1 EL Zitronensaft*
- *1 Msp. Kurkuma*
- *150 g Trauben*
- *2 Msp. Kakao*
- *50 g Feta oder 2 EL Sojacreme*
- *10 Pistazien*

Quinoa mehrmals gut mit heißem Wasser waschen, dann in einen Topf geben, Zimt zugeben und Wasser angießen. Alles aufkochen und bei kleiner Hitze für 25 Min. garen. —— Zitronensaft einrühren, Kurkuma zugeben, Trauben waschen, halbieren, unter das Quinoa mischen und den Kakao einrühren. —— Feta zerbröseln, Pistazien kleinhacken und unterrühren.

VARIATIONEN Trauben können durch 3 EL Rosinen oder 4 getrocknete Feigen ersetzt werden. Die Feigen dazu für 1 Std. in Wasser einweichen und in Stücke schneiden. Pistazien können durch Mandeln ersetzt und statt Quinoa kann Amaranth oder Dinkelcouscous (10 Min. Garzeit) verwendet werden.

Erfrischendes Amaranthfrühstück

2 Portionen

15 Min.
+ 25 Min. Garzeit

Feines Andengewächs, außergewöhnlich im Geschmack

100 g Amaranth
1 Kardamomkapsel
250 ml Wasser
150 g Beeren
¼ TL Kakao
1 TL Honig
1 EL Sahne oder Sojacreme

Amaranth mehrmals gut mit heißem Wasser waschen, dann in einen Topf geben, Kardamomkapsel zugeben und Wasser angießen. Alles aufkochen und bei kleiner Hitze 25 Min. garen. —— In der Zwischenzeit die Beeren waschen und am Ende der Garzeit unter den Amaranth heben. Kakao und Honig unterrühren. Zum Schluss etwas geschlagene Sahne zugeben.

VARIATIONEN Statt Beeren können Sauerkirschen oder ein großer saurer Apfel verwendet werden. Amaranth kann durch Quinoa ersetzt werden.

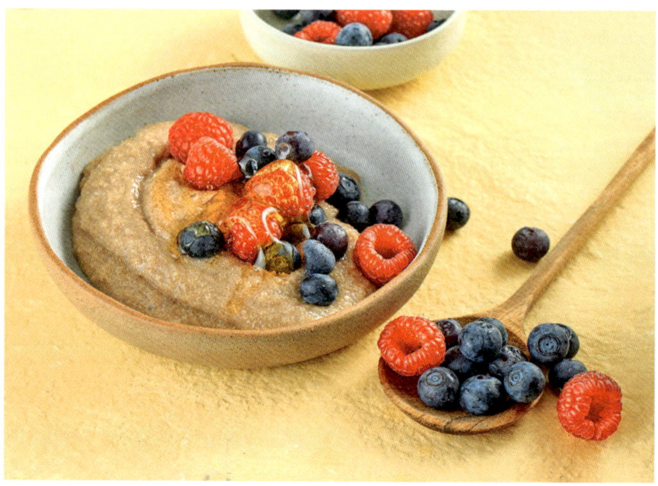

Gelungene Umsetzung im Alltag

Überfordern Sie sich nicht in dem Versuch, alle Empfehlungen auf einmal umsetzen zu wollen. Beginnen Sie am besten mit der Empfehlung, die für Sie am einfachsten durchzuführen ist. Dabei ist es egal, ob Sie mit einem warmen Getreidefrühstück starten, früher und weniger am Abend essen, das Mineralwasser gegen heißes Wasser austauschen oder Ihren Konsum an Brot und Milchprodukten reduzieren. Beginnen Sie einfach mit einer Sache und beobachten Sie, was sich bereits nach 2–3 Wochen der Umstellung in Ihrem leiblich-geistigen Befinden verändert.

Die Erfahrung zeigt, dass der Porridge am Morgen sich leicht umsetzen lässt und sehr schnell merklich positive Veränderungen bewirkt. Anfänglicher Widerstand verwandelt sich nicht selten in große Begeisterung.

Schritt für Schritt

Mit den gelungenen Veränderungen gewinnen Sie ausreichend Motivation und Sicherheit, um, Schritt für Schritt und ganz nach Ihrem Tempo,

Mögliche Veränderungen im Befinden durch die Umstellung

- angenehm warmes Gefühl im Bauch
- weniger/keine Blähungen
- kein Völlegefühl/keine Müdigkeit nach dem Essen
- nachlassendes Bedürfnis nach Kaffee, schwarzem/grünem Tee und Süßigkeiten
- kein Heißhunger
- ausgeprägtere Geschmacks- und Geruchswahrnehmung
- Gewichtsabnahme
- besserer/erholsamerer Schlaf
- Rückgang von Hitzewallungen und Schweißausbrüchen
- mehr Vitalität und Kraft
- keine Schwellungen (unter den Augen oder an den Händen oder Füßen)
- festeres Bindegewebe
- verbessertes Sehvermögen
- geschmeidige Haut, gesundes Haar
- gute Konzentrationsfähigkeit
- klare Gedanken
- weniger Gedankenkreisen und Sich-Sorgen-machen
- Gefühl innerer Leichtigkeit
- Gefühle von Stabilität, »Geerdetsein« und Vertrauen
- Gefühle innerer Ruhe und Ausgeglichenheit

weitere Empfehlungen umzusetzen. Sollte Ihnen eine Empfehlung so gar nicht entgegenkommen, lassen Sie sie vorerst einfach weg. Behalten Sie jedoch die Offenheit, es zu einem späteren Zeitpunkt noch einmal damit zu versuchen. Nicht selten erweisen die anfänglich unliebsamen Empfehlungen den größten Dienst.

Sofern Sie bislang morgens eher wie eine Bettelfrau und abends wie eine Kaiserin gegessen haben, dann beginnen Sie einfach damit, abends sukzessive weniger zu essen, als Sie es gewohnt sind. Das warme Getreidefrühstück essen Sie vorerst am späten Vormittag, quasi als vorgezogenes Mittagessen. Falls erforderlich, nehmen Sie dazu das Frühstück vorgewärmt in einem Thermogefäß zur Arbeit mit oder erwärmen es vor Ort in der Teeküche.

Für diese Umstellungsphase, hin zu einem regulären Frühstück, nehmen Sie sich so viel Zeit, wie Sie ganz persönlich dafür benötigen. Innerhalb weniger Wochen wird sich Ihr Hungergefühl umstellen. Sie werden automatisch morgens früher und mehr, abends hingegen weniger essen als zuvor.

Durch eine Ernährungsweise, die Ihre Verdauung stärkt, wird diese wieder in ihren natürlichen Rhythmus gebracht. Und Ihr Hungergefühl ist dann genau zu der Zeit am stärksten, zu der Ihr Magen besonders gut arbeitet, nämlich morgens.

Als Orientierung für mögliche Veränderungen im Befinden sind dazu im gegenüberliegenden Kasten (Seite 58) Beispiele aus der Praxis aufgeführt.

Mahlzeiten mit ausreichend Ruhe vorbereiten

Die Basisempfehlung, regelmäßig warme Mahlzeiten, möglichst zweimal pro Tag, zu essen, mag für manche anfänglich mit einem scheinbar hohen zeitlichen Aufwand verbunden zu sein. Doch mit wachsender Routine lässt sich regelmäßiges Kochen gut mit einem Berufsalltag vereinbaren, wenn Sie Gerichte für 2–3 Tage oder eine Gemüsebrühe als Basis für andere Suppen beispielsweise am Wochenende vorkochen. Mit verschiedenen Beilagen kann dann variiert werden. Ein vorgekochtes Gemüsegericht essen Sie an einem Tag mit Reis, am nächsten mit Hirse, Couscous oder Kartoffeln. Die Gemüsebrühe lässt sich mit Resten vom Mittagessen oder Vortag aufpeppen. Auf diese Weise können Sie auch abends, direkt nach dem Nachhausekommen auf etwas Gekochtes zurückgreifen und früh zu Abend essen. Das Gleiche gilt für das Frühstück. Es kann für 2 Tage vorgekocht und im Kühlschrank aufbewahrt werden. Am nächsten Morgen muss es dann nur noch aufgewärmt werden.

Sofern Sie zum Mittagessen arbeitsbedingt nicht zu Hause sind und in der Kantine nicht das Passende finden sollten, nehmen Sie einfach eine vorgekochte Mahlzeit zur Arbeit mit und wärmen Sie diese dort beispielsweise in der Teeküche wieder auf oder Sie nehmen sie vorgewärmt in einer Wärmebox mit.

Sollten Sie bislang nur selten Getreidegerichte gegessen haben, sind Getreidesorten wie Hirse, Mais, Reis und Haferflocken zu Beginn passend. Sie werden gewöhnlich auch von Neueinsteigern gut vertragen. Später können dann auch Dinkel, Grünkern, Gerste und Roggen in den Speiseplan mit aufgenommen werden.

Übung: drei Minuten Lob

Konzentrieren Sie sich drei Minuten lang auf positive Eigenschaften Ihres Essverhaltens und auf positive Erlebnisse, die Sie während des Essens in der Vergangenheit hatten. Setzen Sie sich dazu still hin und schließen Sie die Augen. Loben Sie sich für alle positiven Verhaltensweisen. Sie können sich ruhig mehrmals für dieselbe Sache loben. Nach diesen drei Minuten nehmen Sie Ihre Gefühle wahr.

- Wie geht es Ihnen?
- Wie fühlen Sie sich nach diesen drei Minuten im Vergleich zu vorher?

Mit großer Wahrscheinlichkeit besser. Wiederholen Sie diese Übung täglich!

Durch Lob wächst das Gute

Sie sollten sich nicht verurteilen, wenn Sie einmal ›gesündigt‹ haben, oder glauben, zu viel oder nicht das ›Richtige‹ gegessen zu haben. Durch Kritik ändern Sie nämlich nicht Ihr kritisiertes Essverhalten. Im Gegenteil, es verstärkt sich. Das heißt, das Essverhalten, das Sie kritisieren, nimmt zu, da Sie verstärkt Ihre Aufmerksamkeit darauf richten (»Die Kraft der Gedanken«, Seite 71). Kritik vermindert zudem die Wahrnehmung für das, was Sie an Ihrem Ernährungsverhalten bereits gut finden.

Bleiben Sie einfach konsequent mit Ihrer Aufmerksamkeit bei der Fülle an Aspekten Ihres Essverhaltens, mit denen Sie bereits zufrieden sind. Indem wir uns für das loben, was wir an unserem Verhalten gut finden, verstärken wir die Wahrnehmung für die positiven Dinge. Durch Lob wächst das Gute. Jedes Lob bringt Sie dem näher, das Sie loben, dem Essverhalten, mit dem Sie sich wohlfühlen.

Gedanken & Gefühlen das richtige Futter geben.

Wahrnehmung und Bewertung

Wenn Ihnen das alles bislang zu chinesisch vorkommen sollte, nachfolgend noch etwas ›Futter‹ zum Nachdenken und eine Vorlage für das Führen eines Ernährungsprotokolls. Damit lernen Sie auf einfache Weise, Ihr Befinden und Ihre Gefühle genauer wahrzunehmen und Ihre Gedanken und Überzeugungen gezielt zu hinterfragen. Das wird Ihnen die Umsetzung der Empfehlungen erleichtern.

Keine guten und schlechten Lebensmittel

Nach der Chinesischen Medizin gibt es grundsätzlich keine Einteilung in gute und schlechte Lebensmittel. Vielmehr steht zum einen im Vordergrund, wie gut das Lebensmittel verstoffwechselt und in körpereigene Energie umgewandelt werden kann. Zum anderen ist wichtig, dass die Ernährungsweise insgesamt die Balance zwischen ›Kerzenwachs‹ und ›Flamme‹ unterstützt. Dieses Bild wird im Kapitel »Wir sind, was wir essen« (Seite 79) weiter vertieft. So können einzelne Lebensmittel durchaus gut für die eine Frau sein und unpassend für die andere, je nach Grundveranlagung, aktueller Lebensphase und möglichen Beschwerden. Die Chinesische Medizin unterstützt eine individuelle und intuitive Ernährungsweise!

Die vorrangige Frage bei der Auswahl und Zubereitung einer Mahlzeit ist daher, ob uns das Lebensmittel, die Speise, bekommt, gut verträglich ist und Kraft und Wohlbefinden schenkt. Oder ob wir uns nicht angenehm gewärmt und genährt vom Essen fühlen, unter Völlegefühl nach dem Essen leiden und müde sind oder Blähungen, häufiges Aufstoßen oder eine schnelle Gewichtszunahme uns quälen. Diese und weitere Anzeichen einer überforderten Mitte (Kasten unten) geben Hinweise hinsichtlich der Verträglichkeit und können als Orientierung bei der Auswahl von Nahrungsmitteln und der Speisenzubereitung dienen. Das erfordert, dass wir uns Zeit nehmen, um auf unser Befinden zu achten. Wir müssen uns von erlernten Vorgaben von ›gut‹ und ›schlecht‹ lösen, um den Kopf von vorgegebenen Bewertungen frei zu machen. Erst dann nehmen wir uns den Raum, auf unsere ganz eigene Wahrnehmung zu vertrauen. Das gelingt gewöhnlich nicht ganz ohne ein paar Orientierungsempfehlungen und Übungen.

Anzeichen einer akut überforderten Mitte

- Appetitlosigkeit
- Völlegefühl
- Müdigkeit und Konzentrationsmangel
- Schweregefühl
- Blähungen
- Übelkeit
- häufiges Aufstoßen
- Sodbrennen
- breiiger Stuhlgang, Durchfall oder auch Verstopfung
- Appetitlosigkeit und/oder Übelkeit am Morgen, nach spätem Essen

Grundlegende Empfehlungen, die sich in der Praxis bewährt haben, haben Sie mit den Basisempfehlungen zur Stärkung der Mitte schon kennengelernt. Übungen für eine befreite, klare Gefühlswahrnehmung finden Sie auf den folgenden Seiten.

— Vertrauen in die eigene Wahrnehmung anzustreben ist ein lohnendes Ziel. —

Gefühle wieder wahrnehmen

Bevor wir unseren Gefühlen und unserer Wahrnehmung wieder mehr Bedeutung und Vertrauen bei der Auswahl und Zubereitung von Lebensmitteln schenken, müssen wir lernen, unsere eigene Befindlichkeit besser wahrzunehmen. Dazu können Sie als ersten Schritt für fünf Tage oder länger ein ausführliches Ernährungsprotokoll führen, indem Sie auch Ihr körperliches Befinden notieren. Wichtig ist, dass Sie wirklich alles notieren, was Sie zu sich nehmen, auch jeden Zwischensnack.

Nach einigen Tagen wird ein Blick auf das Protokoll Ihnen zeigen, wie stark sich Ihre Ernährungsweise auf Ihr Befinden auswirkt. Es werden auch allerlei Essgewohnheiten sichtbar, die Beschwerden wie Müdigkeit und Völlegefühl nach dem Essen, Verdauungsbeschwerden, Übelkeit, Sodbrennen und einen schlechten Schlaf hervorrufen. Sie werden zudem die ein oder andere Verhaltensweise entdecken, die Ihnen bislang gar nicht so bewusst war. Beispielsweise, wie oft Sie nebenbei, während der Arbeit vor dem PC oder beim Fernsehen, Zeitunglesen oder im Gehen oder Stehen essen.

Es lohnt sich nachhaltig, in nur fünf Tagen die persönlichen Bedürfnisse und das eigene Befinden besser kennenzulernen. Für mehr Kraft, Vitalität und Balance.

Was?	Wann?	Wo?	Mit wem?	Appetit auf was?	Warum Essen?	Aktivität beim Essen	Befinden nach dem Essen
1. Frühstück							
2. Frühstück							
Mittagessen							
Zwischenmahlzeit							
Abendessen							
Spätmahlzeit							

Anleitung zum Führen des Ernährungsprotokolls

Nehmen Sie sich ein DIN-A4-Blatt zur Hand und zeichnen oder erstellen Sie sich per Computer eine Tabelle mit 8 Spalten und 7 Zeilen. Das Datum notieren Sie sich rechts oben. Beschriften Sie die Tabelle wie auf der Vorlage (Seite 65) zu sehen ist.

Wenn Sie das Protokoll fünf Tage lang führen, machen Sie sich fünf Exemplare von der Protokollvorlage. Idealerweise sollten bei fünf Tagen drei Wochen- und zwei Wochenendtage enthalten sein. Notieren Sie Ihre Eintragungen unmittelbar vor beziehungsweise nach dem Essen. So gehen keine wichtigen Informationen verloren.

Folgendes ist in die Tabelle einzutragen:

- Was: Hier tragen Sie ein, was Sie essen und trinken. Sie müssen die Mengen nicht abwiegen, sollten jedoch Küchenmaße angeben, etwa: eine große Möhre, vier mittelgroße Kartoffeln, eine kleine Schale … , zwei große Gläser … , ein kleiner Teller….
- Wann: Uhrzeit, zu der Sie essen
- Wo: Ort, an dem Sie essen.
- Mit wem: Personen, mit denen Sie essen.
- Warum Essen: Notieren Sie, warum Sie essen, beispielsweise da Sie Hunger haben, gerade Zeit zum Essen haben, Sie zum Essen eingeladen sind, Sie etwas zu Essen gesehen haben usw.
- Appetit auf was: Notieren Sie, auf was Sie in dem betreffenden Moment Appetit haben, auch wenn es nicht das ist, was Sie dann tatsächlich essen.
- Aktivität beim Essen: Schreiben Sie auf, was Sie während des Essens eventuell sonst noch tun, beispielsweise sich unterhalten, Zeitung lesen, Radio hören, fernsehen, gehen oder stehen.
- Befinden nach dem Essen: Tragen Sie ein, wie es Ihnen nach dem Essen geht, wie Sie sich fühlen – im positiven oder negativen Sinne. Beispiele hierzu wären: wohlig satt, Völlegefühl, müde, Energie geladen, zufrieden, ärgerlich, warm, kalt, freudvoll, ruhig, hektisch.

Bewertungen hinterfragen und prüfen

Befreien Sie sich von tradierten Bewertungen und Überzeugungen zu einzelnen Lebensmitteln und einer ›guten‹ beziehungsweise ›schlechten‹ Ernährung. Solche verinnerlichten Vorstellungen sind oftmals so machtvoll, dass sie das eigene Empfinden zur Wirkung eines Lebensmittels verdrängen.

Überzeugungen erkennen

Frauen, die abends gerne Salat essen, freuen sich über den Gedanken, er sei kalorienarm und fettarm, »schön leicht«, gut für die schlanke Linie. Das Druck- und Kältegefühl im Magen und die Blähungen, die mit einem abendlichen Salatverzehr, vor allem jenseits der 40, einhergehen, werden häufig nicht mit dem Verzehr in Verbindung gebracht. Mit »leicht« hat das jedoch nicht wirklich etwas zu tun. Und Salat hilft auch nicht dabei, sich leicht zu fühlen und schon gar nicht abzunehmen.

Hinterfragen Sie also ruhig grundsätzlich erst einmal alles, von dem Sie und Ihr Verstand bislang dachten, es sei gut für Ihr Wohlbefinden. Dazu ist es hilfreich, sich in einem ersten Schritt die eigenen Überzeugungen vor Augen zu führen. Im zweiten Schritt können Sie alle auf Ihre Stimmigkeit überprüfen, sie also mit dem tatsächlich erlebten Befinden abgleichen. Führen Sie dazu einfach die nachfolgende aufschlussreiche Übung durch.

Überzeugungen überprüfen

Nun liegt das beschriebene Blatt Papier mit Ihren Überzeugungen vor Ihnen. Überlegen Sie, Schritt für Schritt, ob die notierten Aussagen uneingeschränkt gültig sind oder ob es Situationen oder Zusammenhänge gibt, bei denen diese Überzeugungen nicht zutreffen oder gar grundsätzlich nicht mit Ihren aktuellen Erfahrungen übereinstimmen.

Übung: Überzeugungen bewusstmachen

Schreiben Sie spontan alle Überzeugungen auf ein Blatt Papier, die Sie zu Ihrer Ernährungsweise, einzelnen Lebensmitteln haben.

Zum Beispiel:

- »Ich esse viele Milchprodukte, die sind gut als Schutz vor Osteoporose.«
- »Vitamin C reiche Zitrusfrüchte schützen mich vor Erkältungskrankheiten.«
- »Ein Glas Rotwein am Abend entspannt, ist gesund und hilft mir beim Einschlafen.«
- »Bei der Lebensmittelauswahl achte ich vor allem auf den Kaloriengehalt. Das hilft mir beim Abnehmen.«
- »Kräutertee wärmt mich und ist die beste Alternative zu Mineralwasser.«

Lesen Sie an dieser Stelle erst weiter, wenn Sie alles, was Ihnen dazu in den Sinn kommt, aufgeschrieben haben. Beginnen Sie jetzt damit, Ihre Gedanken auf das Blatt Papier zu schreiben.

Zum näheren Verständnis lesen Sie nachfolgend drei Beispiele aus der Beratungspraxis:

Mit Frühstück geht es besser *Anna war davon überzeugt, dass sie morgens nie Hunger hat und es ihr beim Abnehmen hilft, nicht zu frühstücken.*

Nach dem Führen eines Ernährungsprotokolls wurde ihr bewusst, dass sie morgens sehr wohl Hunger hatte, vor allem, wenn das Abendessen relativ früh war und nicht besonders üppig. Den morgendlichen Hunger versuchte sie damit zu besänftigen, indem sie viel Mineralwasser oder Tee trank.

Nach der Umstellung auf drei Mahlzeiten pro Tag, mit einem warmen Frühstück und einem frühen, leicht verdaulichen Abendessen, gelang es ihr, fünf Kilo abzunehmen. Zuvor hatte sie, trotz verminderter Kalorienzufuhr durch das Auslassen des Frühstücks, vergeblich versucht abzunehmen.

Das Problem sind die Zwischensnacks *Sophie war davon überzeugt, regelmäßige Mahlzeiten würden sie dick machen. Sie hatte Angst, dann wesentlich mehr zu essen, als wenn sie nach Lust und Laune kleine Snacks über den Tag verteilt essen würde.*

Auch hier stellte sich durch das Ernährungsprotokoll heraus, wie häufig sie tatsächlich Snacks am Tag aß. Die kleinen Snacks sättigten sie nicht wirklich, auch auf der sinnlich-emotionalen Ebene nicht, sodass sie fast jede Stunde eine Kleinigkeit aß. Das führte nicht nur dazu, dass ihr Stoffwechsel quasi permanent mit dem Verdauen der Nahrung beschäftigt war, sie sich dadurch energielos fühlte und aus diesem Grunde noch öfter etwas zwischendurch verzehrte. Sie aß auch meist schnell nebenbei, im Stehen oder Gehen, was ihr eine ganze Reihe an Verdauungsbeschwerden bescherte.

Nach der Umstellung auf drei Mahlzeiten pro Tag, zwei davon warme, fühlte sie sich insgesamt nicht nur viel vitaler und zufriedener, sie konnte sich auch wieder besser bei der Arbeit konzentrieren, klarer denken.

Die regelmäßigen Mahlzeiten entpuppten sich für sie sogar zu einer wichtigen Stütze bei der Gewichtsabnahme. Der regelmäßige Rhythmus und die Pause zwischen den Mahlzeiten gaben nicht nur ihren Verdauungsorganen die notwendige Ruhe für eine optimale/gute Umwandlung der Nahrung. Auch ihre Gedanken fanden wieder mehr Ruhe und kreisten nicht ständig ums Essen.

Warme Mahlzeiten statt Rohkost *Frieda war überzeugte Rohköstlerin und so bestand ein Großteil ihrer Mahlzeiten aus rohem Obst und Gemüse.*

Als junge Erwachsene hatte sich ihre Neurodermitis durch die Umstellung auf Rohkost verbessert und bis Ende dreißig fühlte sie sich damit auch recht wohl und vital. Seit einigen Jahren war sie jedoch oft müde und kraftlos, bekam Verdauungsbeschwerden und litt zudem selbst im Sommer häufig unter kalten Händen und Füßen.

Nachdem sie den Gedanken zugelassen hatte, dass ihre Beschwerden mit dem hohen Rohkostanteil in ihrer Ernährung zusammenhängen könnten, ließ sie sich darauf ein, zumindest für zwei Wochen ein warmes Frühstück auszuprobieren und heißes Wasser statt Mineralwasser zu trinken.

Mit der Umstellung verbesserten sich ihre Beschwerden bereits so deutlich, dass sie auch das Abendessen auf eine warme Mahlzeit umstellte. Nur für das Mittagessen behielt sie sich Rohkost vor, jedoch mit einer warmen Suppe oder einem Glas heißem Wasser vorweg, zum Erwärmen ihres ›inneren Kochtopfs‹.

— Wenn wir uns von einem »Entweder – oder« lösen und ein »Sowohl – als – auch« zulassen, können wir unsere Wahrnehmung erweitern —

Die Kraft der Gedanken

Oftmals sind wir uns der Gedanken, die uns zur Auswahl von Lebensmittel bewegen, nicht bewusst. Auch während des Kochens und Essens denken wir meist fortwährend an irgendetwas, ohne uns im Klaren darüber zu sein, was genau wir denken. Unsere Gedanken haben jedoch großen Einfluss auf unser Befinden und unsere Gefühle. Wie Sie diese Kraft im guten Sinne nutzen können, erfahren Sie auf den nachfolgenden Seiten.

Der Körper folgt dem Geist

Nach der Lehre der Chinesischen Medizin beeinflussen unsere Gedanken, was sich körperlich manifestiert. Ein vielfältig wissenschaftlich bewiesener Zusammenhang. Gedanken, die Gefühle wie Wut, Ärger, Sorgen oder Angst auslösen, wirken sich negativ auf unser Befinden aus und können auf Dauer Beschwerden auslösen und krank machen. Wenn Sie beispielsweise während des Mittagessens an das gestrige Streitgespräch mit Ihrer Kollegin oder den Ärger über einen Kunden am Morgen denken, wird Ihnen das sehr wahrscheinlich auf den Magen schlagen. Und wenn so etwas häufiger vorkommt, wird dieser Aufmerksamkeitsfokus mit der Zeit Magendruck oder gar eine Magenschleimhautentzündung verursachen.

Denken Sie hingegen beim Mittagessen an ein leckeres Essen mit Freunden, wo es etwas Ähnliches zu essen gab, löst das Gefühle von Freude und Liebe aus und steigert Ihr Wohlbefinden.

Wenn wir diese Zusammenhänge im Hinblick auf unsere Ernährungsweise ernst nehmen, wird deutlich, wie wichtig es ist, uns der Gedanken bewusst zu sein, die mit der Auswahl von Lebensmitteln, mit dem Kochen und Essen verbunden sind. Denn es löst einen großen Unterschied in unserem Befinden aus, ob wir denken »Brokkoli beugt Krebs vor« oder »Brokkoli schmeckt gut und erfüllt mich mit Wohlsein«. Oder stellen Sie sich vor, Sie denken während des Essens »es muss schnell gehen« und »die Mousse au Chocolat zum Nachtisch kann ich mir auch gleich auf die Hüften schmieren« anstatt »wie schön, das Essen genießen zu können« und »oh, wie köstlich«.

Schenken Sie Ihre Aufmerksamkeit der Vorbeugung einer Krankheit, zeitlichem Druck, Stress und Hüftspeck, so löst das unweigerlich negative Gefühle wie Sorgen, Angst und Frustration aus, mit all ihren negativen Folgen für unser Befinden. Wenn Sie Ihre Aufmerksamkeit, Ihre Gedanken während einer Mahlzeit statt auf etwas, was Ihnen Sorgen macht, was Sie vermeiden wollen, bewusst auf etwas Schönes, auf Wohlsein ausrichten, wird Ihnen das Essen auch in einem tieferen Sinne guttun. Dann werden Sie ganz automatisch, unterbewusst die Lebensmittel und Speisen auswählen, die Ihnen Wohlsein verleihen. Andernfalls tragen Sie vermeintlich nur Sorge dafür, abzunehmen, Ihren Cholesterinspiegel im Normalbereich zu halten, starke Knochen zu bewahren und Haut an Po und Hüfte straff zu halten.

Es lohnt, sich die Absichten und Gedanken bewusst zu machen, die hinter unserer Auswahl an Lebensmitteln, ja unserem Essverhalten insgesamt stehen. Erst mit dieser Wahrnehmung können wir ein bewusst fürsorgliches, wohltuendes Essverhalten pflegen.

Die nachfolgende Übung (Kasten, Seite 73) verdeutlicht diese Zusammenhänge nochmals auf spielerische Weise. Probieren Sie es bei der nächsten Mahlzeit doch direkt einmal aus, auch wenn Sie sich dabei zu Beginn etwas merkwürdig fühlen sollten. Sie werden sehen, so einfach diese Übung auch klingen mag, so erhellend ist sie am Ende.

Übung: Ich esse Liebe

Sagen Sie sich beim Essen wiederholt in Gedanken: »Ich esse Liebe« und achten Sie auf Ihre Gefühle, die sich dabei einstellen. Betrachten Sie den Unterschied zu vorherigen Situationen, bei denen Sie während des Essens nichts dergleichen gedacht haben.

Sie können sich zum Unterschied beim Essen gedanklich auch fortwährend sagen »Ich esse Fett« oder »Ich esse Zucker«, um die Gefühle im Vergleich zu dem Satz »Ich esse Liebe« deutlicher zu spüren.

Chinesische Medizin – ein jahrtausendealter Erfahrungsschatz

Altes Erfahrungswissen, so aktuell

In der (wissenschaftlichen) Diskussion über die ›richtige‹ Ernährung wird aktuell viel über die Notwendigkeit individuell ausgerichteter Ernährungsempfehlungen und die Bedeutung des intuitiven Essens, einem Essen nach Bauchgefühl, gesprochen. Wie können wir einen solchen Ansatz in der Praxis umsetzen? Die Chinesische Medizin, eine jahrtausendealte Erfahrungslehre, bietet dazu eine gute Grundlage. Sie führt uns an das eigene Erfahrungswissen heran, pflegt Individualität und schult unser Bauchgefühl.

Verstehen Sie die Empfehlungen

Mir ist in der Beratungspraxis und auch in meinen Büchern wichtig, dass Sie als Leserin oder Klientin nicht einfach diszipliniert irgendwelche Empfehlungen befolgen und abarbeiten. Vielmehr finde ich es wichtig, dass Sie verstehen, warum bestimmte Lebensmittel, Zubereitungs- und Verhaltensweisen bei Ihnen Hitzewallungen oder Schlafstörungen hervorrufen und bei der Gewichtsabnahme helfen oder Gegensätzliches bewirken. Dann agieren Sie aus einem eigenen Wissen und Impuls heraus. Das ist für einen dauerhaften Erfolg essentiell. Andernfalls fühlen Sie sich fremdbestimmt und verlieren nach zwei Wochen die Lust daran.

Und so erfahren Sie nachfolgend noch Interessantes und Wissenswertes zur Chinesischen Medizin, bevor wir zu den Empfehlungen bei Beschwerden in den Wechseljahren kommen.

Vertrauen Sie auf die Chinesische Medizin

Die Chinesische Medizin, die den Empfehlungen dieses Buches zugrunde liegt, ist eine jahrtausendealte Erfahrungslehre und eine der ganzheitlichsten Medizinsysteme der heutigen Zeit. Die Wechseljahre werden aus diesem ganzheitlichen Ansatz heraus nicht als Krankheit betrachtet, so wie es teilweise in der Schulmedizin der Fall ist, sondern als natürlicher Übergang im Leben einer Frau. Es gibt nicht *die* Wechseljahresbeschwerden. Symptome, Beschwerden werden individuell betrachtet und behandelt. Dennoch gibt es auch einige wirkungsvolle allgemeingültige (Ernährungs)Empfehlungen. Im Gegensatz dazu gibt es von Seiten der westlich geprägten Ernährungswissenschaft nur wenig konkret Hilfreiches.

Als jahrtausendealte Erfahrungslehre kann die Chinesische Medizin zudem dabei helfen, uns wieder an das eigene Erfahrungswissen heranzuführen und mit Klarheit darauf zu vertrauen. Gewöhnlich wissen wir aus eigener Erfahrung selbst sehr genau, was uns guttut und was nicht, was uns heilt oder krank macht. Wir haben es oft nur verlernt, darauf zu achten und unserer Wahrnehmung zu vertrauen.

Anhand von einfachen Denkmodellen können Lebensmittel und Ernährungsempfehlungen auf der Grundlage der Chinesischen Medizin sehr gut und anschaulich beschrieben und praktisch leicht nachvollzogen werden.

Danach ist alles im Universum, so auch der Mensch und die Nahrung, Energie. Energie ist hier nicht als kalorische Größe zu verstehen, sondern im Sinne von Lebensenergie, dem Ursprung allen Seins.

Alles ist miteinander verbunden

So wie alle Körperteile miteinander verbunden sind, so sind auch alle Bestandteile in einem Lebensmittel miteinander verbunden und beeinflussen sich gegenseitig. Folglich gibt es in der Chinesischen Medizin keine isolierte Betrachtung zur Wirkung einzelner Nahrungsbestandteile wie Kohlenhydrate, Eiweiße oder Fette. Und Präparate von Vitaminen, Mineralstoffen oder sekundären Pflanzenstoffen können nach diesem Ansatz nicht genau so auf uns wirken wie ein Lebensmittel als Ganzes.

Alles unterliegt den gleichen Gesetzmäßigkeiten und Mechanismen und ist miteinander verbunden, ob es sich um ein Organ, ein Gefühl oder ein Lebensmittel handelt. Über Jahrtausende hinweg wurden diese Gesetzmäßigkeiten und Mechanismen in der Natur beobachtet und in dieser Erfahrungslehre zusammengetragen. Anhand von Denkmodellen werden diese Zusammenhänge beschrieben. Alle Phänomene des Lebens, so auch Beschwerden, Erkrankungen und Heilung, können damit auf einfache Weise erklärt werden.

Jeder Mensch hat ein unverwechselbares Licht

In diesem Abschnitt werden wir ein wichtiges Denkmodell der Chinesischen Medizin, Yin und Yang, kurz betrachten. Es wird im Anschluss daran anhand des Kerzenmodells vereinfacht näher beschrieben. Wir nutzen es für die Erklärung von Wechseljahresbeschwerden aus Sicht der Chinesischen Medizin.

Yin und Yang

Das Yin-Yang-System geht auf ein philosophisches Konzept zurück, nach dem alle Phänomene im Universum auf polaren Gegensätzen, die als Yin und Yang bezeichnet werden, beruhen. Diese beiden Pole stehen nicht in statischer Beziehung zueinander, sondern sind im ständigen Wechsel und gegenseitiger Abhängigkeit miteinander verbunden. So wie Tag und Nacht oder hell und dunkel. Nichts ist in sich Yin oder Yang, sondern nur in Beziehung zum anderen mehr oder auch weniger Yin oder

Yang. Das eine ist nicht in sich hell oder dunkel, sondern nur im Verhältnis zum anderen.

Im Hinblick auf die Ernährung können wir Yin als den substanz- und strukturgebenden Teil betrachten. Er ist quasi der Bau- und Brennstoff. Yang ist der bewegende und funktionale Anteil. Er setzt die Bildung und Erhaltung von Substanz in Gang. Ein harmonisches Gleichgewicht zwischen Yin, Substanz, und Yang, Funktion, bedeutet vollkommene Gesundheit. Ziel aller vorbeugenden und therapeutischen (Ernährungs-) Maßnahmen ist es daher, dieses Gleichgewicht zu erhalten beziehungsweise wiederherzustellen.

Anhand der nachfolgend beschriebenen Metapher, dem Bild einer Kerze, werden diese Zusammenhänge einfach verständlich. Dieses Modell setze ich auch in der Beratungspraxis seit über 20 Jahren effektiv ein.

Wir sind, was wir essen

Das Bild einer Kerze dient uns als Metapher für die Beschreibung des Lebens, das Auftreten von Beschwerden in den Wechseljahren und deren gezielte Abhilfe. Nach diesem grundlegenden Erklärungsmodell hat jeder Mensch einen Kerzenkörper, das Wachs, und eine Flamme. Das Wachs ist unsere Substanz (Yin). Sie nährt die Flamme, die für Aktivität, Funktion (Yang) auf körperlicher und geistiger (Gedanken, Gefühle) Ebene steht. Die Flamme ist quasi unser ›Licht‹, das wir in die Welt ausstrahlen.

Jeder Mensch hat ein unverwechselbares Licht! Und so ist auch die Kerzenform individuell und variiert in Größe, Umfang und Qualität des Kerzenwachses. Ganz danach, was uns unsere Eltern als vorgeburtliche, genetische Veranlagung mitgegeben haben und wie wir bislang damit gehaushaltet haben. Denn jeden Tag verbrauchen wir für unsere Aktivitäten, dazu gehört auch die Wärmeproduktion, etwas Kerzenwachs – mal etwas mehr, mal weniger. Das macht letztlich unseren Alterungsprozess aus.

Im Vergleich zu einer realen Kerze haben wir jedoch die Möglichkeit, durch Nahrung und Atmung sowie Schlaf und Ruhe immer wieder etwas verbrauchtes Kerzenwachs aufzufüllen. Das heißt, wir können nachgeburtliches Kerzenwachs herstellen. Nach der oben beschriebenen Metapher, nach der Substanz (Kerzenwachs) in Aktivität (Flamme) umgewandelt wird, sind wir wahrhaft das, was wir essen, trinken und atmen.

Gesunde Balance

Es gibt große, kleine, dicke, dünne Kerzenkörper und große, kleine, starke, schwache Flammen. Aus Sicht der Chinesischen Medizin ist für unser Wohlsein, unsere Gesundheit nicht primär wichtig, wie groß oder klein die Kerze ist. Es gibt keinen Normwert, dem wir zu entsprechen haben. Vielmehr ist wichtig, dass sich Kerzenkörper und Kerzenflamme in einem harmonischen Gleichgewicht miteinander befinden. Die Flamme sollte im Verhältnis zum vorhandenen Kerzenwachs weder zu groß noch zu klein sein:

- Eine zu große Flamme ist gleichbedeutend mit zu viel Aktivität, körperlich und/oder geistig. Auf kurz oder lang wird sich die Substanz zu schnell erschöpfen. Es kommt im wahrsten Sinne des Wortes zu einem Burn-out.
- Ist andererseits die Flamme zu klein, die Aktivität des Menschen zu gering, ist die Flamme nicht in der Lage, das Kerzenwachs optimal zu nutzen. Denn es braucht ein gewisses Maß an Aktivität, Wärme, damit das Wachs entlang des Dochts flüssig wird und nach oben fließen kann, um die Flamme zu versorgen.

Immer dann, wenn Symptome, Beschwerden oder Erkrankungen vorliegen, ist das ein Zeichen für eine aus dem Gleichgewicht geratene Kerze. Wir sind aus der Balance! Neben einem ausgewogenen Maß an Aktivität und Ruhe hat die Ernährungsweise großen Einfluss auf eine gesunde Balance zwischen Kerzenkörper und Flamme. Sie beeinflusst sowohl die Menge und Qualität des Kerzenwachses als auch die Größe der Flamme.

Im Sinne der Langlebensphilosophie der Chinesischen Medizin können wir also mithilfe einer guten Ernährung und guten Atmung sowie angemessenen Ruhephasen mit unserem Kerzenwachs, unserer Substanz, so gut haushalten, dass wir ein langes, gesundes Leben führen können. Andererseits bewirken eine schlechte Ernährung, schlechte Atmung und Luft sowie ein übermäßig aktives, stressreiches Leben eine vorzeitige Erschöpfung unseres Lichts.

Was ist, mit diesem Bild gesprochen, eine gute Ernährungsweise? Es ist eine Ernährung, die ausreichend und gut verwertbares Kerzenwachs liefert und die Flamme in adäquater Größe hält. Kerzenkörper und Kerzenflamme sind dann in einem harmonischen Verhältnis zueinander. So können wir auch mit dem Älterwerden und in den Wechseljahren genügend gutes Kerzenwachs aufbauen, die Flamme im passenden Maß halten und beschwerdefrei in Balance sein.

Wie Sie das bewerkstelligen, erfahren Sie im Kapitel »Hitzewallungen und Schlafstörungen beseitigen« (Seite 90). Zum besseren Verständnis werden vorab noch die Menopause und die Ursachen für Beschwerden anhand des Kerzenmodells beschrieben.

Menopause – Weisheit des Körpers

Natürlicher Alterungsprozess

Der monatliche Aufbau der Gebärmutterschleimhaut dient der Bereitstellung von Substanz für ein potentiell in der Gebärmutter entstehendes und zu versorgendes neues Leben, ein neues Licht für die Welt. Gespeist wird dies aus der Substanz (Kerzenwachs) der Frau. Tritt kein Same für ein neues Leben ein, sorgt die Menstruation für den Abbau des nicht benötigten ›Schleimhaut-Bettchens‹ für das potenzielle Kind. Mit fortschreitendem Alter hat die Frau zunehmend weniger überschüssige Substanz, die sie für die Gebärmutter, ein Kind bereitstellen kann. Dem inneren Wissen des Körpers ist bewusst, dass keine weitere Substanz monatlich aufgewendet und damit verloren gehen muss. Es wird kein neues Leben mehr entstehen. Die Menses bleibt aus, die Menopause ist eingetreten. Damit spart die Frau essenzielle Substanz für sich. Durch diese weise Maßnahme wird der Alterungsprozess verlangsamt, denn jeder Verbrauch, Verlust an Substanz, bedeutet Alterung. So ist die Menopause aus Sicht der Chinesischen Medizin ein vitaler homöostatischer, sich selbst regulierender Vorgang, der der Weisheit des Körpers entspringt.

Aus schulmedizinischer Sicht wird der Alterungsprozess in den Wechseljahren mit dem Nachlassen der Östrogenproduktion in Verbindung gebracht. Und gerne werden daher Hormone gegen alle möglichen Erscheinungen des Alterns verordnet. Hier wird jedoch die Wirkung mit der Ursache verwechselt. Die nachlassende Produktion an weiblichen Geschlechtshormonen und der Beginn der Wechseljahre sind beides nichts anderes als Zeichen des Alterungsprozesses und nicht dessen Ursache. Und Altern ist ein ganz normaler physiologischer Prozess. Altern gehört zum Leben. Wir altern jeden Tag, jede Stunde, jede Minute. Wir können nicht verhindern zu altern, nur beeinflussen, wie wir altern!

Umstellung auf ein neues Gleichgewicht

Da bei allen Frauen in den Wechseljahren die Östrogene zurückgehen, jedoch nicht alle Frauen Wechseljahresbeschwerden haben, kann ein Rückgang der Östrogenproduktion nicht per se die Ursache für Beschwerden sein.

Vielmehr hängt das Auftreten von Beschwerden wie Hitzewallungen von dem Gelingen einer sanften Umstellung auf ein neues stoffliches Gleichgewicht ab. Es macht daher keinen Sinn, weibliche Geschlechtshormone im Rahmen einer sogenannten Hormonersatztherapie in den Wechseljahren über Jahre hinweg zu verabreichen. Zudem wird nicht selten in der Praxis beobachtet, dass die Beschwerden bei mehrjähriger Einnahme mit dem Absetzen der Hormone wieder auftreten, häufig sogar verstärkt.

Es gibt im eigentlichen Sinne auch nichts zu ersetzen. Denn das Leben ist im Grunde überaus klug eingerichtet. Es weiß genau, wann es Sinn macht, eine neue Lebensphase einzuleiten. Mit all ihren natürlichen Konsequenzen. Und eben nicht vorzutäuschen, alles wäre noch so wie Mitte dreißig. Bei starken Wechseljahresbeschwerden kann eine kurzfristige Hormontherapie unterstützend wirken, die Umstellung sanfter, harmonischer zu bewältigen, bis andere Maßnahmen, wie beispielsweise eine Umstellung der Ernährung, greifen. Sie kann und muss jedoch nichts ersetzen!

Gründe für einen beschwerdereichen Übergang

Bei etwa einem Drittel der Frauen verlaufen die Wechseljahre vollkommen ohne Beschwerden. Liegt jedoch ein Substanzmangel oder ein anderes energetisches Ungleichgewicht vor, treten Beschwerden wie Hitzewallungen, Schlafstörungen, Gereiztheit, Nachtschweiß, Herzstolpern und innere Unruhe auf.

Diese Beschwerden sind nach der Chinesischen Medizin Ausdruck übermäßiger Hitze. Letztere entsteht durch ein Ungleichgewicht zwischen Substanz (Kerzenwachs) und Aktivität sowie Wärme (Flamme). Die Flamme ist im Vergleich zum Kerzenwachs, der nährenden Kraft, übermäßig groß. Anders ausgedrückt, es wird nicht genügend nährende Substanz für das Maß an Aktivität bereitgestellt. Und wie bei einer realen Kerze auch, wird das Kerzenwachs (Substanz) bei sehr großer Flamme (Aktivität) schneller verbraucht, die Flamme beginnt irgendwann zu flackern und produziert mehr Hitze. Es entstehen also auf verschiedenen Ebenen die weiter oben beschriebenen Unruhezustände und Hitzesymptome.

Hohe Belastung

Diese Imbalance entsteht, wenn viel Kerzenwachs (Substanz) verbraucht wird, wir also sehr aktiv sind – sei es, körperlich zu viel leisten oder mental und emotional über die Maßen gefordert sind.

Neben einer starken körperlichen Belastung, die beispielsweise die Geburten von Kindern und ein beanspruchendes Familienleben mit sich bringen können, sind vor allem emotionale Faktoren für ein (energetisches) Ungleichgewicht verantwortlich. Ständiges Gefordertsein, sich fremdbestimmt und getrieben zu fühlen, rauben viel Substanz. Viele Frauen kennen das gut. Daraus hervorgehende Emotionen, vor allem Wut und Ärger, stauen sich an, wenn sie nicht ausgelebt und gelöst werden und stören den Energiefluss. Es kommt zu einer Stagnation der Lebensenergie. Da unser Organismus bestrebt ist, in einem energetischen Gleichgewicht und einem harmonischen Fluss der Lebensenergie zu leben, wird versucht, vorhandene Energie-Stagnationen aufzulösen. Das kostet jedoch unverhältnismäßig viel Substanz. Hält ein solcher emotionaler ›Stau‹ über lange Zeit an, wird zunehmend mehr Substanz verbraucht und es kommt zu dem beschriebenen Ungleichgewicht zwischen Kerzenwachs und Flamme und den entsprechenden Hitzesymptomen.

Wissenschaftliche Studien weisen ebenfalls auf den Einfluss von emotionalen Faktoren beim Auftreten sogenannter Wechseljahresbeschwerden hin. So sind Frauen, die mit ihrer Partnerschaft und ihrer beruflichen Situation zufrieden sind, seltener von Beschwerden betroffen als solche, die darüber klagen.

Wenig Ruhe und ungünstige Ernährungsweise

Ein Ungleichgewicht zu Ungunsten des Kerzenwachses kann auch entstehen, wenn nicht in ausreichendem Maße wieder Substanz über den nächtlichen Schlaf, genügend Ruhe und Freiraum und nicht zuletzt über eine gute Ernährung zugeführt wird. »Gut« heißt hier, eine Ernährungsweise, die ausreichend und gut verwertbares Kerzenwachs zur Verfügung stellt. Wird mengenmäßig zu wenig Nahrung zugeführt oder ist das Verdauungssystem mit dem, was und wie gegessen wird, überfordert, kann nur wenig verwertbare Substanz gebildet werden. Das führt zum einen zu einem Substanzmangel, mit all seinen möglichen Beschwerden und Hitzezeichen. Außerdem können sich zudem schnell ein paar Kilos mehr auf der Waage zeigen und Müdigkeit und Antriebslosigkeit hinzukommen. Beides wird von vielen Frauen in den Wechseljahren beschrieben.

Soziale und soziokulturelle Gründe

Ebenso können soziale und auch soziokulturelle Faktoren ein Auftreten von Beschwerden in den Wechseljahren mitbedingen. Dabei ist es entscheidend, wie wir als Frauen die sozialen und kulturellen Verhältnisse selbst erleben. Empfinden wir sie als nährend oder zehrend? Gute berufliche und soziale Lebensbedingungen für ältere Frauen sollten gesellschaftlich selbstverständlich sein. Denn jede soziale Form, die ein nährendes Gefühl von Eingebundensein, Zugehörigkeit, Versorgtsein und Fürsorge vermittelt – ob in Partnerschaft, familiärem, beruflichem oder gesellschaftlichem Kontext –, stärkt die Mitte, fördert darüber die Bereitstellung von Substanz und gewährt Balance.

Die Phase der Wechseljahre ist oft mit Veränderungen verbunden, die genau dieses Gefühl von Eingebundensein – in die Partnerschaft, die Familie, den Beruf und die Gesellschaft – unsicher erscheinen lassen. Der Auszug der Kinder, der Wiedereinstieg in den Beruf, der mit zunehmendem Alter gefürchtete Attraktivitätsverlust und nicht zuletzt die negative Rolle älter werdender Frauen in unserer westlichen Gesellschaft sind beispielhafte Gründe für solche Verunsicherungen.

All diese möglichen Veränderungen in den Wechseljahren beeinflussen unsere nährenden Kräfte. Sie können sie überfordern und schwächen oder gar stärken, je nachdem, wie wir diese Veränderungen individuell erleben und meistern. So können wir sie sorgenvoll betrachten oder sie als Chance und Aufbruch für einen Neubeginn sehen. Somit kann das Erleben unseres Sozialgefüges an unserer Substanz zehren oder sie nähren.

Klare Grenzen setzen können

Altes loszulassen, sich neu zu sortieren und zu ordnen und sich für Neues zu öffnen sind wichtige Prozesse, die in dieser Lebensphase zu bewältigen sind. Damit geht es in den Wechseljahren auch darum, sich genügend Raum für diese Prozesse und die Verwirklichung eigener Wünsche und Ziele zu nehmen. Das erfordert, klare Grenzen setzen zu können. Das fällt jedoch besonders den Frauen schwer, die viele Jahre, oft Jahrzehnte ihre eigenen Bedürfnisse hinter die der Familie, des Partners oder anderer gestellt haben.

Es sind leider immer noch vorwiegend die Frauen, die sich um die Kinder, den Haushalt und zu betreuende (Schwieger-)Eltern kümmern. Da ist es verständlich, wenn wenig Raum für die eigenen Bedürfnisse und Belange bleibt. Doch in der Opferhaltung zu verharren und sich immer nur den Umständen ausgeliefert zu fühlen bringt keine Veränderung.

Und solange wir in dem Glauben verharren, fremdbestimmt zu sein und keine Grenzen setzen zu können, wird unsere Lebensenergie nicht fließen und unnötig verbraucht. Das geht mit Beschwerden, unverhältnismäßiger Gewichtszunahme, Energielosigkeit und unwohlen Gefühlen wie Wut, Ärger und Trauer einher. Darüber hinaus berauben wir uns auch der mit jeder Veränderung einhergehenden Wandlung und der neuen Möglichkeiten, die damit verbunden sind.

Ernährungsempfehlungen bei Hitzewallungen, Schlafstörungen & Co

Hitzewallungen und Schlafstörungen beseitigen

Sofern bei Ihnen keine Beschwerden vorliegen, genügt es, wenn Sie konsequent die Basisempfehlungen (Seite 24) beherzigen. Damit stärken Sie gezielt Ihre Mitte und schaffen so eine stabile Basis für einen gelungenen Übergang, für bleibende Vitalität, Gesundheit und Gleich-Gewicht.

Gezielt Substanz aufbauen

Liegen Beschwerden wie Hitzewallungen und Schlafstörungen sowie vermehrte Unruhezustände vor, kann ergänzend ein gezielter Aufbau von Substanz, also Kerzenwachs, Abhilfe schaffen. Das gelingt durch die Zufuhr von Lebensmitteln (Kasten, Seite 91), die den Aufbau von Substanz besonders fördern. Wählen Sie dazu aus der Liste einfach die Lebensmittel häufiger für Ihren Speiseplan aus, die Sie geschmacklich bereits mögen. Und vielleicht entdecken Sie ergänzend die ein oder andere neue Köstlichkeit für sich. Durch eine Verbesserung des Schlafs können Sie ebenfalls effektiv Substanz aufbauen.

Lebensmittel zum Substanzaufbau

- Hühnerbrühe (lang gekocht)
- kräftigende (Seite 128) und harmonisierende (Seite 133) Suppen
- Hülsenfrüchte, vor allem Schwarze Bohnen, Mungbohnen, Azukibohnen, Kidneybohnen, Stangenbohnen
- Sojaprodukte wie Tofu, Tempeh, Sojasprossen und Sojamilch (sofern diese gut vertragen werden und keine Verdauungsbeschwerden oder allergische Reaktionen verursachen)
- Ziegenkäse, Ziegenmilchprodukte
- Sesam(öl), Leinsamen(öl), Schwarzkümmel(öl), Ghee (geklärte Butter)
- Rote Bete, Knollensellerie
- Wasser
- Weizenkeime, Dinkel, Hirse, Gerste

WEIZENTEE

Zubereitung: 2 Esslöffel Weizenkörner in 0,3 Liter Wasser zum Kochen bringen und dann bei geringer Hitze für 20 Min. köcheln lassen.

Den Sud abends trinken. Die Weizenkörner können in anderen Speisen (Getreidefrühstück, Suppen, Gemüse etc.) verzehrt werden.

BUDWIGCREME (NACH DR. JOHANNA BUDWIG)

Zubereitung: 2 Esslöffel Magerquark, 1 Esslöffel Leinöl, 1 Esslöffel Leinsamen (ganz), mit 1 Msp Kardamom und 1 Msp Kurkuma verrühren.

Einmal pro Tag. Zur optimalen Verträglichkeit Quarkölsamenspeise gut kauen, bis alle Samen zerkaut sind.

Variation: Magerquark durch Ziegenjoghurt ersetzen.

Schlaf verbessern

Ihren Schlaf verbessern Sie schon durch die Umsetzung der Basisempfehlungen, vor allem die Empfehlungen zu einem frühen und gut verträglichen Abendessen. Trinken sie abends nicht mehr zu viel und nicht zu spät, auch kein Wasser. Damit beugen Sie nächtlichen Toilettengängen vor, die den Schlaf stören.

Ein Glas Rotwein stört die Nachtruhe und verstärkt den Nachtschweiß. Trinken Sie lieber einen Weizentee als Abendtrunk und essen Sie eine leicht erfrischende Suppe zum Abendessen.

Weiterhin fördert die gezielte Zufuhr der substanzaufbauenden Lebensmittel (Kasten, Seite 91) einen erholsamen Schlaf.

Nutzen Sie Entspannungsverfahren wie autogenes Training, Yoga oder Meditation, die Ihnen nachts und auch tagsüber mehr Ruhe verschaffen. Für mehr Entspannung beim Essen hat sich in der Beratungspraxis eine Achtsamkeitsübung (Kasten, Seite 93) bewährt.

Zusätzliche Hitze vermeiden

Meiden Sie Lebensmittel und Zubereitungsweisen, die zusätzliche Hitze zuführen, sprich, die Kerzenflamme weiter vergrößern beziehungsweise das Kerzenwachs zusätzlich austrocknen.

Dazu gehören:

- Alkohol, insbesondere hochprozentige Alkoholika und Rotwein
- Kaffee, schwarzer Tee, grüner Tee, Gewürztees
- scharf gewürzte und stark gesalzene Speisen und Lebensmittel
- Lammfleisch
- Lebensmittel und Fertigprodukte mit Zusatzstoffen (Farbstoffe, Aromastoffe, Konservierungsstoffe, Verdickungsmittel)
- Zubereitungsweisen wie Frittieren, scharfes Anbraten, Grillen, Nutzen der Mikrowelle
- Tabakkonsum

Verwenden Sie Kosmetika, Körperlotionen, Shampoos und Waschmittel ohne Parfüm und Konservierungsstoffe. Ebenso ist es ratsam, Saunagänge zu meiden, da durch das zusätzliche Schwitzen weitere Säfte verlorengehen und eine stärkere Imbalance zwischen Kerzenwachs und Flamme entsteht.

Übung: Entspannt essen und präsent genießen

Mit der nachfolgenden Übung bringen Sie sich innerhalb weniger Minuten in einen entspannten und präsenten Zustand. Das hilft Ihnen, auch in stressreichen Phasen und hektischen Momenten, ausreichend Raum zu schaffen, um während des Essens ruhig und gelassen und auf die Speise konzentriert zu sein. Ihnen wird das Essen nicht nur gut schmecken, Sie kauen auch ausgiebiger, haben ein besseres Sättigungsempfinden und essen nicht zu viel. Damit können Sie die Verträglichkeit fördern und zugleich Verdauungsbeschwerden wie Sodbrennen, Magendruck, Völlegefühl und Blähungen vorbeugen.

- Setzen Sie sich dazu an den Esstisch und schieben Sie Ihre linke Hand, mit der Handfläche nach oben zeigend, unter die linke Pobacke. Entspannen Sie die Sitzmuskulatur und spüren Sie die Fülle, die nun in Ihrer linken Hand zu spüren ist. Lassen Sie sich ganz in Ihre Hand fallen.
- Bleiben Sie für etwa 2–3 Minuten so sitzen und ziehen Sie die Hand dann langsam weg, ohne das Gesäß dabei anzuheben. Spüren Sie den Unterschied zwischen der linken und der rechten Pobacke?
- Nun verfahren Sie mit der rechten Pobacke und der rechten Hand für 2–3 Minuten auf gleiche Weise.

Sie können diese Übung durchführen, bevor Sie mit dem Essen beginnen und auch während des Essens nochmals wiederholen, um die Wirkung nachhaltig zu verstärken. Sie können dabei ganz auf das Essen konzentriert bleiben. Durch das Sitzen auf den Händen tritt, ganz von allein, eine Entspannung der Muskulatur ein, und Sie lassen los.

Dauer: 6 Minuten

Die Bildung von Nässe vermeiden

Die Zeichen der Ansammlungen von Nässe, pathologischer Feuchtigkeit (Kasten, Seite 21) sind Hinweise auf eine schwache, überforderte Mitte. Die Nahrung wird nicht gut umgewandelt. Das führt zur Entstehung von Nässe und zu einem Mangel an Qi und Substanz. Zudem wird der Energiefluss durch Nässeansammlungen gestört. Das können weitere Gründe für Beschwerden wie Hitzewallungen, Schlafstörungen und anderes mehr sein.

Liegen also bereits Symptome vermehrt gebildeter Nässe vor, ist es sinnvoll, solche Lebensmittel, die vermehrt zur Bildung von Nässe beitragen, weitestgehend zu meiden oder zumindest stark zu reduzieren. Meiden Sie ebenfalls fettreiche Zubereitungsweisen.

LEBENSMITTEL, DIE SIE MEIDEN SOLLTEN: Kuhmilch, Kuhmilchprodukte, Eier, Fleisch, fette und ölige Lebensmittel und Speisen, Brot, Backwaren, Fruchtsäfte, Limonaden, Süßigkeiten, Nüsse

LEBENSMITTEL, DIE SIE VERSTÄRKT VERZEHREN SOLLTEN: Langkornreis, vorzugsweise Basmatireis, gehört hingegen zu den Lebensmitteln, die auf sanftem und effektivem Wege Nässe ausleiten. Besonders wirksam ist gerösteter Reis. Dazu Reis ohne Fett anrösten und dann mit Wasser übergießen. Bei der Neigung zu Symptomen von Nässe ist es von Vorteil, diesen regelmäßig zu essen. Alternativ kann dazu auch geröstete Hirse, Hafer, Gerste oder Mais verwendet werden. Im Kapitel »Suppen – wundervoll und köstlich« (Seite 114) finden Sie passende Suppenrezepte dazu.

Ebenso sollte unbedingt auch ein feuchtes Wohnumfeld, feuchte Kleidung und wenn möglich, die Exposition zu feuchtem Wetter, Klima gemieden werden.

Einen harmonischen Energiefluss fördern

Um einen harmonischen Energiefluss zu gewährleisten, ist es gut, alle Extreme, nicht nur im Hinblick auf das Essen, zu meiden. Sie stören den freien Fluss der Energie. Hingegen sind regelmäßige, entspannte Mahlzeiten und insbesondere auch ein frühes, maßvolles Abendessen förderlich. Sie harmonisieren den Energiefluss.

Bei leichten Beschwerden aufgrund eines gestauten Energieflusses können alle Verfahren und Maßnahmen, die den Atemrhythmus auf positive Weise unterstützen und fördern, Abhilfe schaffen. Dazu gehören beispielsweise Joggen, Walken, Yoga, Qi Gong, Tai Chi, Tanzen und Singen. Wählen Sie für sich das aus, was Ihnen am meisten Spaß macht. Das gibt die beste Gewähr für eine regelmäßige, langfristige Durchführung und den erwünschten Erfolg.

Vielen, die sich aufgrund eines gestauten Qi-Flusses erschöpft und gereizt fühlen, hilft es auch, sich nachmittags zwischen 13 und 15 Uhr für 10–15 Minuten hinzulegen und zu schlafen oder einfach nur in dieser liegenden Position auszuruhen. Das entspannt die Leber, die maßgeblich für den freien Fluss des Qi sorgt. Ebenso entlastend wirkt ein frühes, leichtes Abendessen, am besten eine harmonisierende Suppe (Seite 133).

Das sind einfache, sehr wirkungsvolle Maßnahmen, die kleine Wunder vollbringen können!

Extreme meiden

Extreme: zu fett, zu süß, zu scharf, zu salzig, zu spät … zu heiß, zu kalt, zu viel, zu wenig … zu …

Starke Beschwerden individuell therapieren

Bei massiven, hartnäckigen Stagnationen oder anderen energetischen Imbalancen, die dann gewöhnlich auch mit starken Beschwerden oder gar Erkrankungen einhergehen, ist jedoch eine gezielte einzeltherapeutische Behandlung notwendig.

Grundsätzlich gibt es keine allgemeine Empfehlung, welche Form der Einzelbehandlung am effektivsten ist. Das hängt ganz vom individuellen Fall ab. Für die eine Frau kann eine diätetische Einzelberatung, ergänzt um Akupunktur und/oder die Gabe von Kräutern, sinnvoll sein. So können spezielle Lebensmittelkuren oder Getränkekuren erfolgreich eingesetzt werden. Eine andere Frau wählt für sich den klassischen Weg einer medikamentösen Therapie. Für wiederum eine andere Frau kann eine gesprächstherapeutische Begleitung das Mittel der Wahl sein.

Schenken Sie, unabhängig von der Wahl des persönlichen Weges, bei starken Beschwerden den Bereichen Ernährung, körperliche Aktivität und Entspannung ein hohes Maß an Aufmerksamkeit. Nicht zuletzt deshalb, da sie uns wirkungsvolle Maßnahmen an die Hand geben, mit denen wir – eigenmächtig und selbstbestimmt – viel Gutes bewirken können, auch über die Wechseljahre hinaus.

Ernährungsempfehlungen für die Wechseljahre

Keine Beschwerden

– Basisempfehlungen (Seite 24) umsetzen

Leichte und mittlere Beschwerden

– Basisempfehlungen umsetzen
– Substanzaufbau pflegen, Hitze sanft kühlen: Hühnerbrühe, kräftigende und harmonisierende Suppen, Hülsenfrüchte, Sojaprodukte, Ziegenkäse, Ziegenmilch/-produkte, Sesam(öl), Leinsamen(öl), Schwarzkümmel(öl), Ghee, Rote Bete, Knollensellerie, Weizentee/-keime, Hirse, Gerste, Dinkel, erfrischende Suppen, Wasser
– folgende Lebensmittel weitestgehend meiden: Alkohol, Kaffee, schwarzer und grüner Tee, Gewürztee, Lammfleisch, scharf gewürzte/gesalzene Lebensmittel und Speisen, Zusatzstoffe
– Extreme meiden (zu viel, zu spät, zu fett, zu kalt, zu heiß …)
– harmonisierende Suppen essen

Beachten Sie neben der Ernährung außerdem die folgenden Aspekte:
– Kosmetika, Lotionen, ... mit Parfüm und Konservierungsstoffen meiden
– Tabakkonsum meiden
– Energiefluss fördern (Yoga, Tanzen, Walken …)

Symptome von Nässe

– Lebensmittel reduzieren/weitestgehend meiden, die zur Produktion von Nässe neigen, wie Kuhmilch, Kuhmilchprodukte, Brot und Backwaren, Süßigkeiten, sehr fette Lebensmittel und Zubereitungsweisen, Fruchtsäfte, Limonaden
– häufiger Reis essen

Starke Beschwerden und Erkrankungen

– gezielte einzeltherapeutische Maßnahme wahrnehmen

Gewichts- abnahme leicht gemacht

Warum einige Frauen in den Wechseljahren an Gewicht zunehmen und es schwierig ist, mit bislang effektiven Maßnahmen die zusätzlichen Pfunde wieder los zu werden, lesen Sie auf den nachfolgenden Seiten. Erfahren Sie, wie Sie dennoch Ihr Gewicht reduzieren und Übergewicht vermeiden können, welche Lebensmittel und Zubereitungsweisen dazu besser zu meiden und welche weiteren Maßnahmen zur Gewichtsregulation effektiv sind.

Ursachen für zusätzliche Kilos in den Wechseljahren

Die Ursache für die Entstehung einer unverhältnismäßigen Gewichtszunahme oder von Übergewicht liegt in einer überforderten und in Folge geschwächten Mitte.

Eine schwache Mitte produziert Nässe statt Qi und verwertbare Substanz. Wenn sich Nässe mit der Zeit anhäuft, können daraus unter anderem Fett- und Wasseransammlungen entstehen. Sie sind quasi wie schlechtes, nicht verwertbares Kerzenwachs, das nicht nährt, nur beschwert.

Schwächende Essgewohnheiten

Im Kapitel »Die Mitte stärken« (Seite 23) haben Sie bereits erfahren, was zu einer geschwächten Mitte führt und was Sie dagegen tun können. Hier soll noch einmal mit Blick auf die Wechseljahre kurz darauf eingegangen werden.

Frauen, die mit den Wechseljahren merklich an Gewicht zunehmen, ohne anders oder mehr als gewöhnlich zu essen, haben sich meist schon über Jahre hinweg auf eine Weise ernährt, die die Mitte überfordert:

- Oft werden vorwiegend Lebensmittel gegessen, die viel Verdauungsfeuer benötigen. Das führt mit zunehmendem Alter zu einer Schwächung und Überforderung. Dazu gehören unter anderem rohes Obst, vor allem Südfrüchte, rohes Gemüse, Salat und Kuhmilchprodukte.
- Zudem wird selten gekocht und dadurch werden vermehrt Brot und Backwaren gegessen, die ebenfalls schnell zur Bildung von Nässe führen können.
- Da eine schwache Mitte oftmals Heißhunger auf Süßes hervorruft, werden Süßigkeiten gegessen, die die Ansammlung von Nässe verstärken.
- Gerne wird das Frühstück einfach weggelassen, um Kalorien zu sparen.

Gerade schlankheitsbewusste Frauen pflegen diese Ernährungsweise im Besonderen. In jüngeren Jahren wirken diese Strategien zur Gewichtsregulation auch gut – alles jedoch auf Kosten eines immer schwächer werdenden Verdauungsfeuers. Mit zunehmendem Alter greifen solche Maßnahmen nicht mehr, im Gegenteil, sie verschlimmern die Situation sogar und erschweren es, das Gewicht zu halten oder gar abzunehmen.

Hinzu kommt, dass Frauen mit dem Wegfall der Menstruation ab der Menopause insgesamt weniger Nahrung brauchen, da weniger Substanz für die Blutproduktion verbraucht wird.

Neuzeitliche Lebensweise

Die Beliebtheit von Lebensmitteln wie Obst, rohem Gemüse, Milchprodukten, Brot und Backwaren rührt sicher nicht nur aus den Aspekten von Schlankheit und Gesundheit her. Sie ist auch ein Ausdruck des in unserer Gesellschaft mittlerweile vorherrschenden Lebensstils. Alle genannten Lebensmittel können ohne große zeitliche Vorbereitung, in ungekochtem Zustand, unterwegs und mal schnell nebenbei, im Stehen oder Gehen oder auch vor dem PC sitzend verspeist werden.

Viele Berufstätige kennen und praktizieren das, auch wenn es den wenigsten bewusst ist. Das daraus resultierende oftmals hastige Essen, das ungenügende Kauen, die mangelnde Konzentration auf das Essen und eine hektische, belastende Stimmung und Atmosphäre beim Essen schwächen unsere Mitte enorm.

Auch die soziale Einbindung und Verbundenheit, die unsere Mitte stärken, leiden unter einer Essensweise, bei der regelmäßiges gemeinsames Essen in entspannter, schöner Atmosphäre selten geworden ist. Ein Phänomen, das sich nicht erst mit Beginn der Wechseljahre zeigt, jedoch in dieser Lebensphase nochmals deutlicher zu Buche beziehungsweise auf die Waage schlagen kann.

Ursachen für eine Gewichtszunahme

- zu viele Lebensmittel, die viel Verdauungsfeuer brauchen: rohes Obst (vor allem Südfrüchte), rohes Gemüse, Salat, Kuhmilchprodukte
- zu viel Brot und Backwaren
- zu viele Süßigkeiten aufgrund von der Schwäche der Mitte
- kein Frühstück
- neuzeitlicher Lebens- und Essstil (ohne Rhythmus, ohne Regelmäßigkeit, in Hektik, unter Stress, nebenbei …)

Gewicht reduzieren, Übergewicht vermeiden

Zentrale und effektivste Maßnahme ist, die Mitte zu stärken und sie nicht zu überfordern. Das erreichen Sie insbesondere durch die Umsetzung der Basisempfehlungen (Seite 24). Je nachdem, wie die Ausgangssituation ist – relativ stabile Mitte oder starke Schwächung –, greifen die Empfehlungen über kurz oder lang und stärken die Mitte. Mit allen weiteren positiven Effekten auf Gesundheit und Wohlbefinden.

Neben der Basisempfehlung »Gute Verträglichkeit und Für-Sorge pflegen« (Seite 24) ist besonders die Empfehlung zur Einhaltung von Regelmäßigkeit und Rhythmus (Seite 28) zu beherzigen. Ausreichend Pausen zwischen den Mahlzeiten einhalten, auf ein frühes (vor 19 Uhr), wirklich leicht verdauliches Abendessen achten und auf den Konsum an Brot und Backwaren zeitweise möglichst ganz zu verzichten, sind zentrale Garanten für eine erfolgreiche Gewichtsabnahme.

Unzuträgliche Lebensmittel meiden

Liegt bereits Übergewicht vor, meiden Sie rohe, kalt wirkende, kalte und tiefgekühlte sowie zur Bildung von Nässe neigende Lebensmittel vorerst weitestgehend ganz. Der Fokus liegt auf einer Kost, die vorwiegend aus gekochten Getreide- und Gemüsegerichten sowie Suppen besteht, verteilt auf drei oder zwei warme Mahlzeiten am Tag.

Empfohlene Garmethoden

- Kochen mit wenig Wasser
- Garen im Backofen
- Dünsten und Blanchieren
- Kochen mit viel Wasser (Suppen/Eintöpfe)

Thermik von Gar- und Zubereitungsweisen

Wärmende und erhitzende Gar- und Zubereitungsweisen

- heiße und erwärmende Gewürze zufügen
- langes Kochen in Flüssigkeit
- Kochen mit Alkohol
- Backen
- Braten
- heißes Anbraten
- Räuchern
- Grillen, Frittieren

Erfrischende und kühlende Gar- und Zubereitungsweisen

- Blanchieren
- Kochen in viel Wasser
- Kochen mit erfrischenden Zutaten (Obst, Sprossen, Champignons, Algen, Fruchtsäfte)
- Marinieren
- Keimen
- Tiefkühlen

Verzichten Sie auf solche Zubereitungs- und Verzehrweisen, die die Mitte schnell überfordern können. Dazu gehören fett- und zuckerreiche sowie reichhaltig, statt einfach zubereitete Speisen ohne Zusatzstoffe.

Garmethoden, die Lebensmittel sehr schnell erhitzen, wie heißes Anbraten, Frittieren, Grillen und das Erhitzen in der Mikrowelle, überfordern oftmals die Mitte und sind daher besser zu meiden. Bewegen Sie sich auch hier in der goldenen Mitte und wählen Garmethoden (Kasten, Seite 101), die langsam Wärme zuführen.

Heißes Wasser trinken

Neben kalten und vor allem eisgekühlten Speisen sind auch kalte Getränke schnell belastend. Regelmäßig getrunkenes heißes Wasser wärmt hingegen nicht nur von innen, es regt den Stoffwechsel sowie die Ausscheidung von pathologischer Feuchtigkeit an und hilft so gezielt bei der Gewichtsreduktion.

Am besten beginnen Sie bereits morgens den Tag mit einem Glas heißem Wasser. Das ist ein hilfreiches morgendliches Ritual, das wenig Zeit und Arbeit in Anspruch nimmt und dennoch wirkungsvoll ist. Mit der Zeit werden Sie die feinen Geschmacksnuancen von einfachem, gekochtem Leitungswasser erkennen und schätzen lernen.

Nicht zuletzt erfordert eine Gewichtsreduktion, dass Sie der Auswahl, der Zubereitung sowie Aufnahme von Nahrung und letztlich sich selbst mehr Achtsamkeit und (Selbst-)Fürsorge zukommen lassen. Es geht weniger um Disziplin. So zeigt es die Beratungspraxis.

Nährende (Ein-)Bindungen pflegen

Neben der entsprechenden Ernährungsweise können auch andere Maßnahmen, die im weiteren Sinne nährend und versorgend sind, zur Stärkung der Mitte beitragen. Das kann eine erfüllende Partnerschaft, eine fürsorgliche Familie, ein stabiles Einkommen, wohltuende Freundschaften, ein nährendes berufliches Umfeld, eine Wohnung, in der wir uns wohlfühlen, ein Eingebundensein in die Natur und vieles andere mehr sein. Letztlich gehören dazu alle Bindungen, Einbindungen und Verbindungen, die uns im leiblichen wie im geistig-emotionalen Bereich Fürsorge und Stabilität geben.

Maßnahmen zur Gewichtsabnahme

- Basisempfehlungen (Seite 24) umsetzen
- Fokus auf einfache, maßvolle Kost, vorwiegend aus gekochten Getreide und Gemüsegerichten
- Kuhmilch, Kuhmilchprodukte, Brot und Backwaren weitestgehend meiden
- Regelmäßigkeit und Rhythmus beherzigen
- ausreichend Pausen zwischen den Mahlzeiten
- vor 19 Uhr zu Abend essen, leicht verträgliche Speisen
- folgende Zubereitungs-/Darreichungsformen meiden: fettreich, reichhaltig, kalt und eisgekühlt, heißes Anbraten, Frittieren, Grillen, Mikrowelle, Tiefkühlkost
- regelmäßig heißes Wasser trinken

Gewebe kräftigen und verjüngen

Es gibt Themen, die Frauen wohl immer beschäftigen werden, vor, in und auch nach den Wechseljahren, zumindest lässt das die Fülle an Artikeln in Frauenzeitschriften zur Pflege von Haaren, Fingernägeln, Haut und Bindegewebe vermuten. Und auch in der Beratungspraxis geht es oftmals um die Frage, wie diese Gewebe über die Ernährung gekräftigt und gesund gehalten werden können. Wirkungsvolle Empfehlungen dazu lesen Sie in diesem Kapitel.

Haare und Fingernägel kräftigen

Irgendwann machen wir alle die Erfahrung: die Haare werden grau, mit zunehmendem Alter trockener und teilweise auch dünner. Der Glanz ist weg. Graue Haare lassen sich färben, wenn wir es wollen. Und wir können sie auch wieder kräftigen und ihnen neuen Glanz verleihen. Das gleiche gilt für die Fingernägel.

Der Zustand der Kopfhaare und der Fingernägel steht in enger Beziehung zum Zustand des Blutes und der Substanz (Kerzenwachs). Ausreichend gutes Kerzenwachs sorgt für kräftige, glänzende Haare und gesunde, elastische Fingernägel. Mit dem altersbedingten Rückgang des Kerzenwachses werden die Haare mit der Zeit trockener, stumpfer, dünner und fallen teilweise aus. Die Nägel können trocken, brüchig und rissig werden. Die Veränderung der Haare beobachten Frauen durchaus auch schon in jüngeren Jahren. Insbesondere Frauen mit starker Menstruation und entsprechend hohem Blutverlust kennen Phasen, in denen die Haare trocken und glanzlos sind und vermehrt ausfallen.

Um auch in den Wechseljahren für kräftiges, glänzendes, schönes Haar und Fingernägel zu sorgen, stärken Sie Ihre Mitte, damit ausreichend gutes Kerzenwachs bereitgestellt werden kann. Darüber hin-

Lebensmittel für kräftige Haare und Fingernägel

HAARE

- kräftigende (Seite 128) und harmonisierende (Seite 133) Suppen
- Olivenöl (auch äußerlich: 2–3 Tropfen in die letzte Wasserspülung geben)
- Ziegenkäse, Ziegenjoghurt
- Lachs, Sardellen
- schwarze Bohnen, Kichererbsen, Azukibohnen, Linsen
- Mangold
- Amaranth
- Walnuss, Maronen, Sonnenblumenkerne, schwarzer Sesam

FINGERNÄGEL

- kräftigende (Seite 128) und harmonisierende (Seite 133) Suppen
- Hirse, Roggen
- Hühnerkraftbrühe, Hühnchen, Pute
- Rosenkohl (bei Schilddrüsenunterfunktion nur selten)
- Sesam(öl) (nicht bei Durchfall), Sonnenblumenkerne

aus können Sie durch die Zufuhr ausgewählter Lebensmittel (Kasten, Seite 105) Haare und Nägel gezielt nähren und pflegen.

Auch hier ist wichtig, solche Lebensmittel und Pflegemittel weitestgehend zu meiden, die zu vermehrten Trockenheitssymptomen, eben auch von Haaren und Nägeln, führen. Lesen Sie dazu im Kapitel »Zusätzliche Hitze vermeiden« (Seite 92) nach.

Haut verjüngen

Wenn zu wenig gute Körpersäfte bzw. Kerzenwachs über die Mitte bereitgestellt werden und zu viele Lebensmittel gegessen werden, die die Säfte trocknen, ist die Haut oft zu trocken, unabhängig vom Alter.

Auch für eine gut befeuchtete, geschmeidige Haut ist es also wichtig, den inneren Kochtopf zu pflegen und ihn nicht zu überfordern. Besonders spät abendliche Mahlzeiten fordern Säfte, die Ihr innerer Kochtopf zur Umwandlung der Nahrung braucht. Die fehlen dann an anderer Stelle, zum Beispiel zur Befeuchtung der Haut.

Werden zu viel Brot und rohes Gemüse, Obst und wenig gekochte Mahlzeiten gegessen, ist ein Mangel an Körpersäften sehr wahrscheinlich. Mit zunehmendem Alter macht sich das besonders bemerkbar, da altersbedingt weniger Körpersäfte bereitgestellt werden.

Am besten können Sie dem entgegenwirken, wenn Sie gekochte Mahlzeiten essen, wie Gemüsesuppen, Eintöpfe, Kompotte und Porridges, die viel Körpersäfte spenden, und das vor allem auch abends beherzigen. Ergänzend setzen Sie die folgenden Lebensmittel, die gezielt bei trockener Haut helfen, häufiger auf den Speiseplan:

- Apfel(kompott)
- Avocado
- Leinöl, Olivenöl
- Ziegenjoghurt
- Mangold
- Brokkoli, Weißkohl, Rosenkohl (Kohl bei Schilddrüsenunterfunktion nur selten)

Das hilft gegen trockene Haut

- gekochte Mahlzeiten bevorzugen
- häufiger Gemüsesuppen, Eintöpfe, Kompotte und Porridges essen
- Alkohol, scharfe Gewürze, Gewürztees, Kaffee, schwarzen und grünen Tee stark reduzieren und Tabakkonsum meiden
- folgende Lebensmittel regelmäßig essen: Apfel(kompott), Avocado, Leinöl, Olivenöl, Ziegenjoghurt, Mangold, Brokkoli, Weißkohl, Rosenkohl (bei Schilddrüsenunterfunktion nur selten Kohl essen)
- die Haut regelmäßig mit einem guten Sesamöl oder Olivenöl einreiben

Viel scharfes Essen, Gewürztees und Rauchen verstärken hingegen die Probleme mit trockener Haut. Das gilt ebenfalls für Kaffee, schwarzen und grünen Tee. Eine Tasse pro Tag kann aber wohltun und auch die Verdauung anregen. Mehrere Tassen pro Tag vermehren Trockenheitssymptome wie trockene Haut, Schleimhäute und Haare und verstärken durchaus auch Hitzewallungen und Schlafstörungen. Das ist gerade in den Wechseljahren nicht wünschenswert.

Bindegewebe festigen

Das Bindegewebe hält die Organe an ihrem Platz, das Blut in den Gefäßen und auch alles andere dort, wo es hingehört. Es schafft gewissermaßen Ordnung und Stabilität. Genau das sind Aufgaben, die zur Mitte gehören. Sie gibt uns Halt und Stabilität und trennt das Nötige vom Unnötigen. Die Festigkeit des Bindegewebes hängt von der Kraft der Mitte ab. Was die Mitte stärkt, kräftigt auch das Bindegewebe. Ein schwaches Bindegewebe spricht daher für eine schwache Mitte. Unsere Essgewohnheiten wirken sich unmittelbar auf die Beschaffenheit des Bindegewebes aus.

Wenn Sie schnell blaue Flecke bekommen, Cellulitis, Krampfadern, Besenreißer und/oder einen schwachen Muskelaufbau haben, sind das Zeichen eines schlecht ernährten Gewebes. Dann kann die Mitte ihren Aufgaben nicht gerecht werden. Ihre Mitte ist nicht in Form und so geraten auch Sie aus der Form. Wenn Sie einmal beobachten, wie viele junge Frauen schon aus der Form geraten sind, ausladende Hüfte und Oberschenkel, einen dicken Po oder Cellulitis haben, können Sie ermessen, wie sehr unsere schnelllebige, hastige Ernährungs- und Lebensweise die Mitte bereits von jungen Menschen geschwächt hat.

Auch wenn es wie eine Wiederholung erscheint, es wird an dieser Stelle nochmals deutlich, wie umfassend die Bedeutung der Mitte für die Gesundheit aller zuvor genannten Gewebe – Haut, Haare, Fingernägel – und eben auch für das Bindegewebe ist. Eine starke Mitte ist essenziell. Und somit gilt, die Basisempfehlungen auch zur Festigung des Bindegewebes zu beherzigen. Verzichten Sie für längere Zeit auf Süßigkeiten und Haushaltszucker, denn nach der Chinesischen Medizin »geht der süße Geschmack zum Fleisch«. Fleisch meint hier Bindegewebe und Muskelgewebe und zu viel des süßen Geschmacks in Form von Süßigkeiten und Zucker schädigt dieses Gewebe.

Wie das Wort Binde-Gewebe schon andeutet, geht es hier im Besonderen um das Thema Bindung, Einbindung, Verbundenheit, in der Mitte sein. Alles, was Bindung, Verbundenheit ausmacht, ist wichtig für ein starkes Bindegewebe. Das Empfinden, eingebunden, versorgt, genährt zu sein und über eine gut versorgende Ernährungsweise und nährende Beziehungen und Lebensverhältnisse zu verfügen, ist elementar.

Eingebundensein in die Welt! Dazu gehört auch, sich in die Natur, in ihre Rhythmen eingebunden zu fühlen. Regelmäßige Essenszeiten binden uns in diese Rhythmen ein.

Darmträgheit beseitigen

Wenn Sie häufiger an Verstopfung oder hartem Stuhl leiden, dann kann auch in den Wechseljahren Abhilfe geschaffen werden.

Nach der Chinesischen Medizin werden vor allem zwei Ursachen von Verstopfung in der Praxis beobachtet. Die eine beruht auf einem energetischen Stau, einer Qi-Stagnation. Die andere ist durch Trockenheit der Schleimhäute bedingt. Verstopfungen, die durch Fieber oder bestimmte Medikamente bedingt sein können, werden an dieser Stelle nicht näher betrachtet.

Verstopfung durch energetischen Stau

Ein energetischer Stau der Verdauungsorgane kann durch emotionale Anspannung wie Sorge, Zorn oder Frustration bedingt sein, vor allem, wenn diese direkt nach dem Essen empfunden wird. Das ist oftmals dann der Fall, wenn wir direkt nach dem Essen wieder unter Anspannung mit der Arbeit beginnen. Und wir uns beispielsweise über einen Kunden ärgern, das Gelingen eines Arbeitsauftrages uns Sorge macht oder wir frustriert sind, da das aktuelle Projekt keinen wirklichen Sinn macht und wir innerlich schon gekündigt haben. Solche Emotionen verbrauchen viel Energie und rauben den betreffenden Organen die Vitalkraft, sodass diese ihre Aufgaben nicht optimal erfüllen können. Oder aber die Emotion hat eine solche die ›Luft anhaltende Energie‹, wie beispielsweise heftiger Zorn, dass die Vitalkräfte direkt ausgebremst werden und stagnieren.

Eine Verstopfung durch eine Qi-Stagnation kann auch durch unregelmäßiges Essen, Essen in Eile, nebenbei, während der Arbeit, schlichtweg durch unachtsames Essen bedingt sein. Die Verdauungsarbeit ist quasi aus dem Rhythmus, dem Fluss und der notwendigen Konzentration darauf geraten.

In beiden Fällen zeigt sich die Verstopfung mit schafskotartigem Stuhl, begleitet von Spannungsgefühl und Schmerzen im Unterbauch, der mit Durchfall abwechseln kann. Diese Problematik besteht meist schon vor den Wechseljahren. Sie kann sich jedoch durch stärkere emotionale Anspannung in dieser Lebensphase oder/und altersbedingt zunehmender Trockenheit von Haut und Schleimhaut verstärken. Der Darm hat eine immens große Schleimhautfläche.

Verstopfung durch Trockenheit

Die durch Trockenheit bedingte Verstopfung zeichnet sich durch einen trockenen, schwer auszuscheidenden Stuhl aus. Weitere Zeichen von Trockenheit der vaginalen Schleimhaut, der Nasenschleimhaut, der Augen, der Haut oder der Haare können hinzukommen. Andere Symptome treten nicht auf. Diese Form der Verstopfung muss nicht zwangsläufig schon vor den Wechseljahren ein Thema gewesen sein, kann also auch erst mit dem Älterwerden auftreten.

Stau auflösen

Die jeweilige Lösung der Problematik liegt auf der Hand: Wo Energie gestaut ist, muss sie gelöst werden. Einerseits, indem emotionale Reaktionsmuster zum Beispiel durch Achtsamkeit bewusst und verändert werden und ein regelmäßiges, achtsames Essen kultiviert wird. Andererseits, indem der Energiefluss durch sportliche Aktivität, Entspannungsverfahren, Meditation, gezielte Atemführung usw. angeregt wird und so energetische Stauungen gelöst werden. Das finden Sie in dem Kapitel »Einen harmonischen Energiefluss fördern« (Seite 95) näher beschrieben. Auch bestimmte Lebensmittel haben eine regulierende, entspannende und harmonisierende Wirkung auf die Energie des Dickdarms. Das wird im Suppenkapitel unter »harmonisierende Suppen« (Seite 133) gezielt eingesetzt.

Darm befeuchten

Im Falle der durch Trockenheit bedingten Verstopfung müssen einerseits Körpersäfte, die den Darm befeuchten, aufgebaut werden. Andererseits ist alles, was zusätzlich die Säfte trocknet, weitestgehend zu meiden, zumindest stark zu reduzieren (Kasten unten). Dazu gehört auch, auf ein spätes, üppiges Abendessen, für dessen Umwandlung der Magen besonders viele Säfte verbraucht, zu verzichten. So fehlen sie nicht für die Befeuchtung der Darmschleimhäute.

Lebensmittel und Produkte, die Kerzenwachs aufbrauchen

- Alkohol, Kaffee, schwarzer und grüner Tee, Gewürztee, Lammfleisch, scharf gewürzte sowie stark gesalzene Lebensmittel wie Käse, Wurst, Brot, Gebäck und Speisen (trifft oft auf Fertigprodukte zu), Zusatzstoffe
- Kosmetika, Lotionen, Wasch- und Duschmittel mit Parfüm und Konservierungsstoffen
- Tabakkonsum

Lebensmittel zur Befeuchtung des Dickdarms

- Amaranth, Gerste, Dinkel, Hafer
- Avocado, Mangold, weißer Spargel, Spinat, Süßkartoffel, Chinakohl
- schwarze Bohnen, Kidneybohnen, Kichererbsen, Linsen, Tofu
- Apfel(kompott), Feige, Pfirsich, Zwetschge
- Mandeln, Pinienkerne, Sonnenblumenkerne, Sesam(öl) (nicht bei Durchfall), Leinsamen(öl), Olivenöl
- Joghurt (Schaf, Ziege), Schafs-/Ziegenkäse
- Wasser

Schließlich ist es wichtig, ausreichend Ruhephasen einzulegen und für einen guten, regenerierenden Schlaf zu sorgen, wie es auch schon im Hinblick auf Hitzewallungen näher ausgeführt wurde. Einige empfehlenswerte Lebensmittel (Kasten oben) zur gezielten Befeuchtung des Dickdarms werden in den Suppenrezepten verwendet.

Suppen für mehr Kraft, Vitalität, Frische & Balance

Suppen – wundervoll und köstlich

Suppen sind der Inbegriff einer wärmenden, umsorgenden Mahlzeit, die uns nicht nur auf körperlicher, sondern auch auf geistig-emotionaler Ebene ein tiefgründiges Gefühl gibt, genährt und versorgt zu sein. Das hat seine guten Gründe.

Aus Sicht der Chinesischen Medizin können Suppen Kraft spenden, Vitalität pflegen, Abwehrkräfte stärken, Hitze ausleiten und den Schlaf verbessern, Ausgeglichenheit und Gelassenheit fördern sowie Substanz und Blut aufbauen und dadurch Ruhe und Gelassenheit schenken. Suppen haben unter anderem deshalb eine sehr lange Tradition in der Chinesischen Medizin.

Suppen sind besonders gut aufbereitete Speisen, die unserem inneren Kochtopf die Arbeit auf größtmögliche Weise erleichtern. Die Zutaten haben sich quasi durch das gemeinsame längere Kochen in einem Topf zu einer harmonischen Speise verfeinert. Sie sind besonders leicht umzuwandeln und pflegen in hohem Maße unsere Mitte. Das ist für alle Wandlungsphasen, wie es auch die Wechseljahre sind, besonders hilfreich.

Stabilisierung auf vielen Ebenen

Je nach Zutaten kann uns eine Suppe unter anderem kräftigen, vitalisieren, erfrischen und/oder harmonisieren. Kurzum, Suppen wirken auf vielen Ebenen stabilisierend. Sie können den Übergang in eine neue Lebensphase erleichtern und sind ideale Mahlzeiten für die Wechseljahre. Auch, da sie hervorragend bei Trockenheitssymptomen wie trockene Haut und Schleimhäute sowie trockene, glanzlose Haare sind. Das ist mit zunehmendem Alter eine nicht zu unterschätzende, hilfreiche Köstlichkeit.

Suppen lassen sich zudem sehr gut am Wochenende vorkochen, was Ressourcen unter der Woche freimacht. Und zu einer Basis-Gemüsesuppe lässt sich auf einfache Weise schnell etwas Gemüse, Getreide, Hülsenfrüchte oder auch Käse ergänzen.

Die nachfolgenden Rezepte bieten ein wohlschmeckendes, gut bekömmliches und einfach zuzubereitendes Repertoire an Suppen. Sie sind auf vier Portionen ausgerichtet. Nur bei der Basis-Gemüsebrühe ist eine größere Menge angegeben.

Für die Mengenangaben von Gemüse und Kräutern sind Küchenmaße aufgelistet. Das vereinfacht die Vorbereitung. An Stellen, an denen die genaue Grammangabe wichtig ist, sind entsprechende Mengenangaben in Klammern ergänzt.

Achten Sie bitte bei der Verwendung gekaufter Gemüsebrühe auf einen sehr sparsamen Verbrauch von Salz bei den Rezepten. Gekaufte Gemüsebrühe ist meist stark gesalzen. Wenn Sie Ihre Basis-Gemüsebrühe selbst herstellen, können Sie die Zutaten und den Salzgehalt selbst bestimmen. Gewöhnlich schmecken die damit zubereiteten Suppen besser und geben der jeweiligen Suppe eine geeignetere Grundlage zur Entfaltung des individuellen Geschmacks.

Basis-Gemüsesuppe

16 Portionen

25 Min.
+ 3 Stunden Garzeit

Immer ein Glas auf Vorrat zu Hause

3 große Möhren
¼ Knollensellerie
1 große Stange Lauch
1 Zwiebel
3 Nelken
2 Lorbeerblätter
1 TL Salz
5 L Wasser

Das Gemüse putzen, gegebenenfalls schälen, waschen und in kleine Würfel beziehungsweise Scheiben (Lauch) schneiden. —— Die Zwiebel mit Schale waschen, die Nelken mit dem Stiel in die Zwiebel drücken und in einen großen Topf geben. Lorbeerblätter zufügen, Salz einstreuen, Wasser zugießen, alles aufkochen und dann bei milder Hitze 3 Stunden kochen. —— Nach Abschluss der Kochzeit die festen Gemüsereste aus der Brühe holen und wegwerfen. —— Brühe, die nicht direkt verbraucht wird, kochend heiß in gut verschließbare, saubere Gläser oder Flaschen füllen. Gläser und Flaschen sofort nach dem Einfüllen und Verschließen auf den Kopf stellen und abkühlen lassen. So kann die Gemüsebrühe für mehrere Wochen kühl aufbewahrt und bei Bedarf verwendet werden.

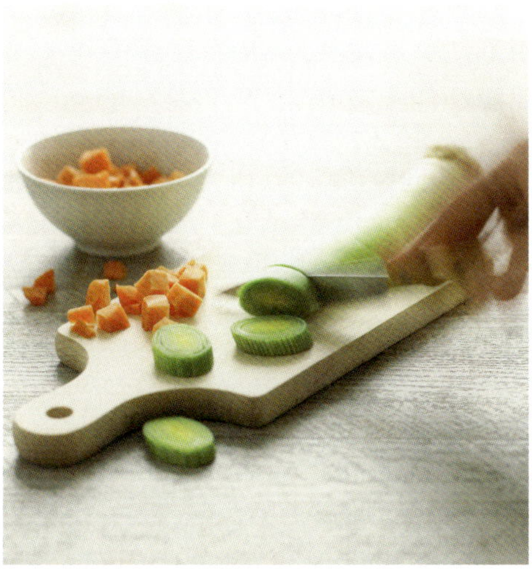

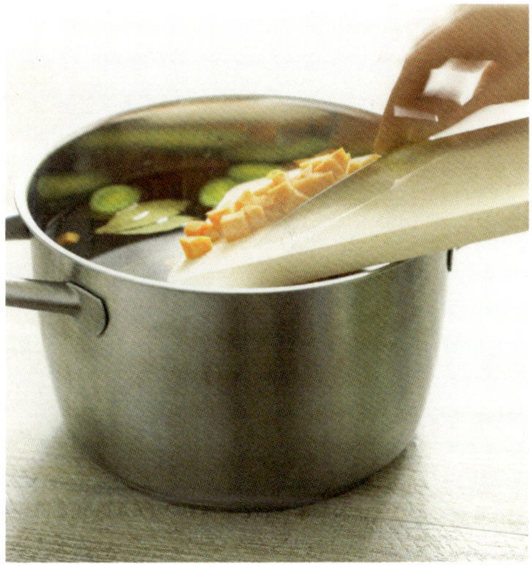

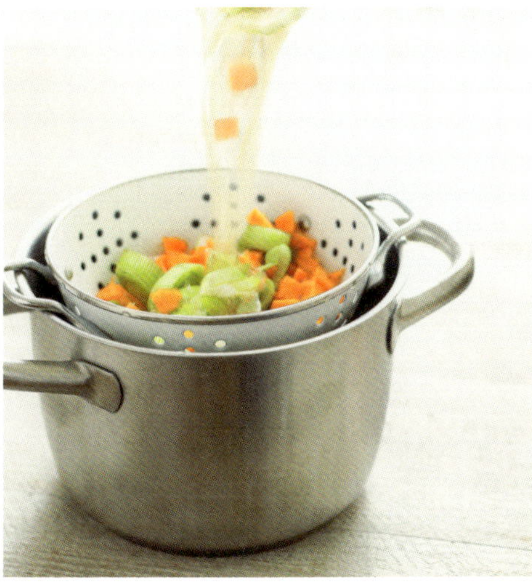

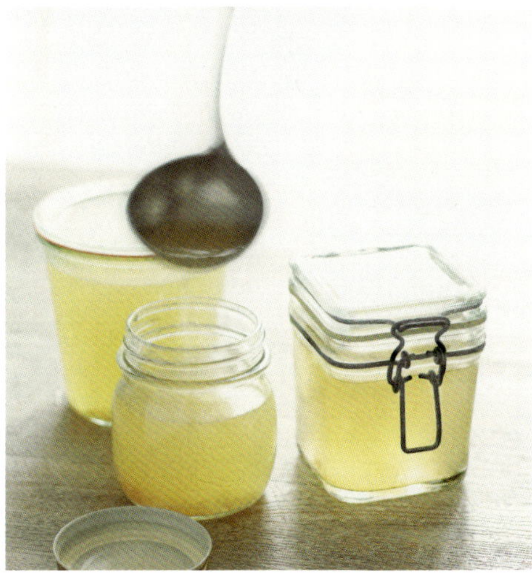

Feine Reissuppe

erfrischend
4 Portionen

20 Min.
+ 38 Min. Garzeit

Vollkornreis in schmackhafter Bestform

- *1 EL Ghee oder Bratolivenöl*
- *3 EL Sesam*
- *200 g Vollkornrundkornreis*
- *2 L Gemüsebrühe*
- *4 Stangen Stangensellerie*
- *½ TL Curry, mittelscharf*
- *1 EL Sojasauce (Shoyu)*
- *1 Bund glatte Petersilie*
- *1 Msp. Kurkuma*
- *1 TL Dattelsirup*
- *1 Msp. Zimt*

Ghee in einen Topf geben und erhitzen. Sesam und Vollkornreis zugeben und unter Rühren für 3 Min. anrösten. Die Gemüsebrühe angießen, alles kurz aufkochen und für 25 Min. kochen. —— In der Zwischenzeit Sellerie waschen und in dünne Scheiben schneiden. Nach 25 Min. Kochzeit Sellerie, Curry und Sojasauce mit in den Topf geben, alles nochmals kurz aufkochen und für weitere 10 Min. kochen. —— Petersilie waschen, trockenschütteln und Blätter kleinhacken. Am Ende der Kochzeit Petersilie, Kurkuma, Dattelsirup und Zimt zugeben.

VARIANTE Vollkornrundkornreis kann durch Hirse ersetzt werden, mit entsprechend geringerer Kochzeit. Dattelsirup kann durch Rohrohrzucker ersetzt werden.

Erfrischende Suppen

Erfrischende Suppen kühlen Hitze und bauen Körpersäfte auf. Sie eignen sich besonders gut für die warme Jahreszeit, aber auch zu anderen Zeiten, wenn Bedarf nach Erfrischung besteht und das verwendete Gemüse Saison hat.

Cremige Brokkoli-Spargel-Suppe

Zweimal grün, zweimal köstlich. Ergibt köstlichst!

erfrischend
4 Portionen

25 Min.
+ 30 Min. Garzeit

500 g Brokkoli

0,75 L Gemüsebrühe

300 g grüner Spargel

3 Msp. Muskatnuss

0,5 L Wasser

Salz

3 Msp. schwarzer Pfeffer

Salz

2 EL Zitronensaft

½ TL Paprika edelsüß

2 EL Sonnenblumenkerne

4 TL Schlagsahne oder Sojacreme

Den Brokkoli putzen, waschen, den Strunk von den Röschen trennen und den Strunk kleinschneiden. Die Strunkstücke in einen Topf geben. Gemüsebrühe angießen, kurz aufkochen lassen und für 10 Min. kochen. Dann die Brokkoliröschen zugeben, kurz aufkochen und nochmals 15 Min. garen, bis alle Zutaten weich sind. —— In der Zwischenzeit den Spargel waschen und in einen Topf geben. Muskatnuss, Wasser und Salz zufügen. Alles zum Kochen bringen und für etwa 5 Min. (bei dicken Spargelstangen etwa 10 Min.) garen. Am Ende der Garzeit den Spargel entnehmen und in etwa 3 cm lange Stücke schneiden. —— Den fertigen Brokkoli pürieren. Den Spargel und die Hälfte des Spargelwassers zugeben. Pfeffer, ein wenig Salz, Zitronensaft und Paprika edelsüß zufügen. Alles nochmals kurz aufkochen und bei milder Temperatur für 5 Min. köcheln. —— Die Suppe in Teller füllen und mit Sonnenblumenkernen bestreuen und jeweils 1 TL Schlagsahne zugeben.

VARIANTE Statt der Sonnenblumenkerne können Sie Sesam verwenden.

Goldgelbe Spargelsuppe

erfrischend
4 Portionen

20 Min.
+ 15 Min. Garzeit

Hurra, der Frühling ist da und will auf's Köstlichste gefeiert werden

500 g weißer Spargel
1 EL Rohrohrzucker
2 Msp. Vanille
2 Msp. Muskatnuss
1 L Wasser
Salz
5 Dinkelzwieback
2 EL Ghee oder Kokosfett
½ TL Garam Masala, mittelscharf
4 Msp. Muskatnuss

Spargel waschen und schälen, in ca. 3 cm lange Stücke schneiden und zusammen mit den Schalen in einen Topf geben. Zucker, Vanille und Muskatnuss zufügen, Wasser angießen und Salz einstreuen. Alles zum Kochen bringen und für ca. 15 Min. bei milder Hitze garen, bis der Spargel weich ist. —— In der Zwischenzeit den Dinkelzwieback in eine Schüssel zerbröseln, 1 EL Ghee in eine Pfanne geben und erhitzen. Den Dinkelzwieback für etwa 5 Min. in Ghee anrösten, am Ende Garam Masala einstreuen, verrühren und dann die Pfanne von der Herdplatte nehmen. —— Die Schalen entnehmen, den fertigen Spargel pürieren, 1 EL Ghee zugeben und verrühren, bis das Ghee geschmolzen ist, Muskatnuss unterrühren. Die Suppe in Teller füllen und den gerösteten Dinkelzwieback gleichmäßig auf die Teller verteilen.

VARIANTE Statt Garam Masala können Sie ½ TL Koriander und ¼ TL Zimt verwenden.

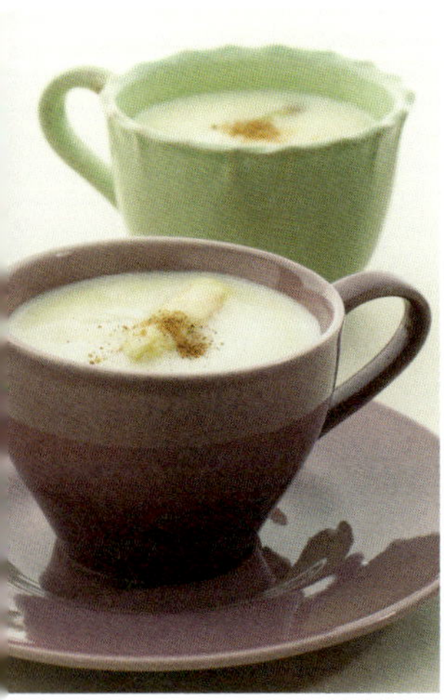

Erfrischende Gurkensuppe

Oh, wie lecker ist das denn!

erfrischend
4 Portionen

20 Min.
+ 15 Min. Garzeit

3 große Gurken (ca. 1000 g)

2 Msp. Kaffee

0,5 L Gemüsebrühe

¼ TL Anis, gemahlen

3 Msp. schwarzer Pfeffer

4 EL frischer Dill

Salz

½ abgeriebene Zitronenschale, unbehandelt

Salatgurken schälen, der Länge nach halbieren und mit einem Löffel die Kerne entfernen. Gurken in Würfel schneiden und in den Topf geben. Kaffee und Gemüsebrühe zugeben, alles aufkochen und für etwa 10 Min. kochen, bis die Gurken weich sind. Am Ende der Kochzeit die Gurken pürieren. —— In der Zwischenzeit den Dill waschen, trockenschütteln und die Blätter von den Stängeln abzupfen. —— Anis, schwarzen Pfeffer, Dill, Salz und Zitronenschale in die Suppe einrühren. —— Auf ausgeschalteter Herdplatte 5 Min. durchziehen lassen.

VARIANTE Statt Kaffee können Sie auch Kakao verwenden. Anis kann durch Paprika edelsüß und frischer Dill durch getrockneten (2 EL) ersetzt werden.

Bunte Paprikasuppe

erfrischend
4 Portionen

15 Min.
+ 15 Min. Garzeit

Leckerer Schmaus für Augen und Gaumen

4 mittelgroße rote und gelbe Paprikaschoten (ca. 800 g)

1 L Gemüsebrühe

2 Msp. schwarzer Pfeffer

Salz

½ Bund glatte Petersilie

50 g Feta oder Seidentofu

0,1 L Bier (Pils oder Export)

Die Paprikaschoten vom Stielansatz und den Samenkernen befreien, waschen, in kleine Würfel schneiden und in einen Topf geben. Gemüsebrühe, schwarzen Pfeffer und Salz zugeben, alles kurz aufkochen und bei milder Hitze für 15 Min. kochen lassen. —— In der Zwischenzeit die Petersilie waschen, trockenschütteln und Blätter kleinhacken. Den Feta zerbröseln. Nach 15 Min. Kochzeit die Petersilie und den Feta zugeben. —— Das Bier einrühren und die Suppe noch kurz auf der warmen Herdplatte durchziehen lassen.

VARIANTE Statt schwarzem Pfeffer kann auch Koriander verwendet werden und das Bier darf gerne alkoholfrei sein.

Nussige Kartoffelsuppe

Traditionelles genussvoll aufgetischt

vitalisierend
4 Portionen

15 Min.
+ 25 Min. Garzeit

10 mittelgroße Kartoffeln (ca. 1000 g)

1 L Gemüsebrühe

1 Lorbeerblatt

2 EL Walnussöl

¼ TL Muskatnuss

½ TL Kreuzkümmel

Salz

½ abgeriebene Zitronenschale, unbehandelt

1 EL Zitronensaft

0,1 L Bier (Export oder Pils)

Kartoffeln schälen und in kleine Würfel schneiden, Gemüsebrühe über die Kartoffeln gießen, Lorbeerblatt zugeben, kurz aufkochen und bei geschlossenem Deckel in 20 Min. auf kleiner Hitze weich kochen. —— Kartoffeln entnehmen, durch ein Sieb passieren und wieder zu der Gemüsebrühe in den Topf geben. Walnussöl, Muskatnuss, Kreuzkümmel und Salz zufügen. —— Zitronenschale, Zitronensaft und Bier unterrühren. Anschließend die Suppe für 5 Min. auf ausgeschalteter, warmer Herdplatte durchziehen lassen.

VARIANTE Statt mit Kreuzkümmel können Sie auch mit Koriander würzen. Das Bier darf gerne alkoholfrei sein.

Vitalisierende Suppen

Vitalisierende Suppen schenken vor allem Vitalkräfte, stärken die Abwehr und unterstützen uns, bei den eigenen Wünschen und Vorhaben zu bleiben, sich gegen außen und andere bei Bedarf ausreichend abzugrenzen.

Frühsommerliche Gartenkräutersuppe

vitalisierend
4 Portionen
25 Min.
+ 15 Min. Garzeit

Ist fast wie Urlaub machen in Italien, nur billiger und jederzeit möglich

300 ml Wasser
1 TL Zitronensaft
½ TL Paprika edelsüß
1 EL Butter oder Pflanzenmargarine
125 g Polenta (Maisgrieß)
1 Ei oder 2 EL Tomatenmark
4 Msp. Muskatnuss
1 EL Dill, getrocknet
Salz
½ abgeriebene Zitronenschale, unbehandelt
1 L Gemüsebrühe
1 Bund Schnittlauch
½ Bund glatte Petersilie
½ Bund Pimpenelle
2 EL Butter oder Pflanzenmargarine
½ TL Koriander
4 Msp. schwarzer Pfeffer
Salz

Wasser in einen Topf geben, Zitronensaft, Paprika edelsüß und Butter zufügen und alles zum Kochen bringen. —— Maisgrieß unter Rühren einstreuen und bei geschlossenem Deckel für 10 Min. auf kleiner Hitze kochen lassen. Danach Ei, Muskatnuss, Dill, Salz und Zitronenschale einrühren und für weitere 5 Min. auf ausgeschalteter Herdplatte nachquellen lassen. —— In der Zwischenzeit die Gemüsebrühe in einen Topf geben und erhitzen. Die Kräuter waschen, trockenschütteln und die Blätter kleinhacken. Kräuter, Butter, Koriander, schwarzen Pfeffer und Salz in die Gemüsebrühe geben. Ohne weitere Hitzezufuhr für 5 Min. durchziehen lassen. —— Aus der fertigen Polentamasse kleine Bällchen formen. Die Suppe in Teller füllen und die Polentabällchen auf die Teller verteilen.

VARIANTE Statt Pimpenelle kann auch Dill verwendet werden.

Wärmende Fenchelsuppe

So lässt sich Wein besonders gut genießen

vitaliserend
4 Portionen

15 Min.
+ 35 Min. Garzeit

2 kleine Fenchelknollen (ca. 500 g)

1 L Gemüsebrühe

50 g Hirse

2 EL Rosinen

½ TL Garam Masala, mittelscharf

Salz

0,1 L trockener Weißwein

Den Fenchel waschen, putzen, in dünne Streifen schneiden, in einen Topf geben und Gemüsebrühe angießen. Alles zum Kochen bringen und für 20 Min. kochen. —— Die Hirse gut mit heißem Wasser waschen und nach 20 Min. Kochzeit einstreuen, alles zum Kochen bringen und für weitere 10 Min. auf niedriger Temperatur leicht köcheln lassen. —— In der Zwischenzeit Rosinen für 10 Min. in warmem Wasser einweichen. Wasser abgießen, Rosinen zur Suppe geben, Garam Masala und Salz einstreuen. —— Den Weißwein zur Suppe gießen und alles für weitere 5 Min. köcheln lassen.

VARIANTE Statt Hirse können Sie auch Dinkelbulgur verwenden. Garam Masala kann durch ¼ TL schwarzen Pfeffer mit 2 Msp. Muskatnuss ersetzt werden. Der Weißwein kann durch Hagebuttentee ersetzt werden.

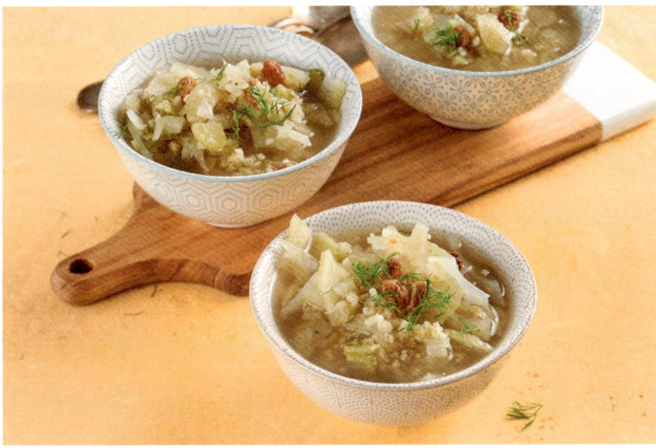

Aromatische Möhren-Ingwer-Suppe

vitalisierend
4 Portionen

20 Min.
+ 20 Min. Garzeit

Vitalisierende Wurzeln, hervorragend im Geschmack

6 mittelgroße Möhren (ca. 500 g)
1 L Gemüsebrühe
1 EL Ghee oder Bratolivenöl
1 Zwiebel
20 Blätter Rucola
1 Stück Ingwer (2 cm)
Salz
½ Bund Petersilie

Die Möhren schälen oder mit der Gemüsebürste putzen, in Scheiben schneiden, in einen großen Topf geben und für ca. 15 Min. auf niedriger Temperatur in Gemüsebrühe weich kochen. —— In der Zwischenzeit das Ghee in eine Pfanne geben, Zwiebel abziehen und würfeln. Fett erhitzen, Zwiebel für 3 Min. darin anbraten und danach von der heißen Kochstelle nehmen. —— Die angebratene Zwiebel zu den fertigen Möhren geben und alles mit einem Pürierstab pürieren. —— Rucola waschen, trockenschütteln, fein hacken und zugeben. Ingwer fein raspeln und ebenfalls unterrühren. Salz zufügen und die Suppe vor dem Servieren noch für 5 Min. auf warmer Herdplatte durchziehen lassen. —— Zum Schluss Petersilie waschen, trockenschütteln, fein hacken und portionsweise auf die fertige Suppe streuen.

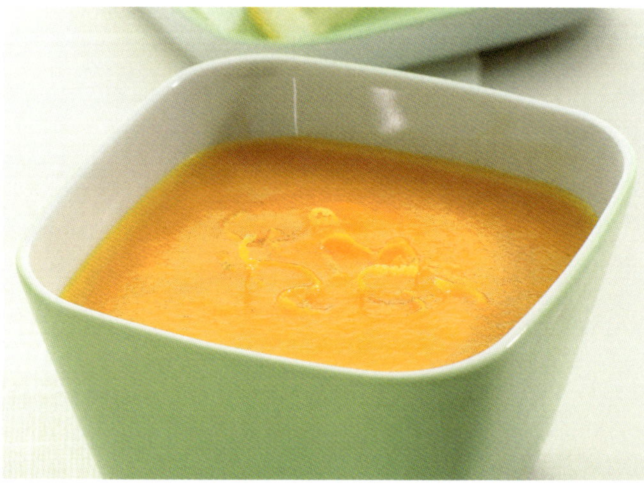

Feine Spitzkohlsuppe

Schmeckt so gut wie bei Großmuttern

vitalisierend
4 Portionen

25 Min. + 35 Min. Garzeit

1 mittelgroßer Spitzkohl (1000 g)

1,5 L Gemüsebrühe

2 mittelgroße Möhren (150 g)

1 Bund Basilikum

1–2 TL Senf, scharf

Salz

0,1 L Weißwein

2 Msp. Kakao

Den Strunk und die äußeren Blätter vom Spitzkohl entfernen, Kohl waschen, in dünne Streifen hobeln oder schneiden und den Kohl in einen Topf geben. Gemüsebrühe angießen, zum Kochen bringen und für 20 Min. kochen. —— Möhren schälen oder mit der Gemüsebürste putzen, in Scheiben schneiden und nach 20 Min. zugeben. Nochmals alles kurz zum Kochen bringen und für weitere 10 Min. kochen. —— In der Zwischenzeit Basilikum waschen, trockenschütteln, die Blätter kleinzupfen und am Ende der Kochzeit zugeben. Senf, Salz, Weißwein und Kakao einrühren. —— Die Suppe für 5 Min. auf der warmen, ausgeschalteten Herdplatte durchziehen lassen.

VARIANTE Nehmen Sie statt Spitzkohl gerne auch Weißkohl und ersetzen Sie den Weißwein durch Hibiskustee. Scharfer Senf kann nach Gusto mit mildem Senf ersetzt werden.

Raffinierte Rote-Bete-Suppe

kräftigend
4 Portionen

30 Min.
+ 65 Min. Garzeit

Rote Wurzel trifft Blattgrün

4 mittelgroße Rote Bete (ca. 800 g)

1,5 l Gemüsebrühe

300 g Spinat

½ TL Koriander

¼ TL grüner Pfeffer

Salz

½ abgeriebene Zitronenschale, unbehandelt

1 TL Erdbeermarmelade

1 Msp. Kakao

1 EL Butter oder Pflanzenmargarine

6 Walnüsse, zerkleinert

Rote Bete schälen, in Würfel schneiden und in der Gemüsebrühe zum Kochen bringen. Alles für ca. 1 Stunde köcheln lassen, bis die Rote Bete weich ist. —— In der Zwischenzeit den Spinat waschen, die groben Stiele entfernen und in ausreichend Wasser für ca. 15 Min. köcheln, bis er weich ist. Den fertigen Spinat abseien und zur Roten Bete geben. Anschließend das Gemüse pürieren. —— Koriander, Pfeffer und Salz zugeben. Abgeriebene Zitronenschale, Erdbeermarmelade, Kakao und Butter zufügen. Alles nochmals aufkochen und dann auf niedriger Temperatur für 5 Min. durchziehen lassen. Zum Schluss Walnüsse auf die jeweilige Tellerportion streuen.

VARIANTE Spinat kann durch Mangold ausgetauscht und statt Koriander kann Muskatnuss (4 Msp.) verwendet werden.

Kräftigende Suppen

Kräftigende Suppen stärken uns, bauen Substanz und Blut, kostbares Kerzenwachs auf und helfen uns so, gezielt Hitzesymptome wie Hitzewallungen, Unruhe und Schlafstörungen abzuwenden sowie Ruhe, Gelassenheit und einen guten Schlaf zu pflegen.

Indische Linsen-Kokos-Suppe

Einfach eine Köstlichkeit, zu jeder Jahreszeit

kräftigend
4 Portionen

10 Min.
+ 45 Min. Garzeit

Linsen waschen, in einen Topf geben, Lorbeerblatt zufügen und Wasser angießen. —— Alles zum Kochen bringen und für 40 Min. köcheln. —— Im Anschluss Salz, Essig, Paprika edelsüß, Kokosmilch und Garam Marsala einrühren. Nochmals kurz aufkochen und für 5 Min. bei milder Hitze durchziehen lassen.

VARIANTE Weißer Balsamicoessig kann durch Apfelessig und Garam Marsala durch Curry, mittelscharf, ersetzt werden.

200 g Belugalinsen

1 Lorbeerblatt

1 L Wasser

Salz

1 EL weißer Balsamicoessig

½ TL Paprika edelsüß

200 ml Kokosmilch

¼ TL Garam Marsala, mittelscharf

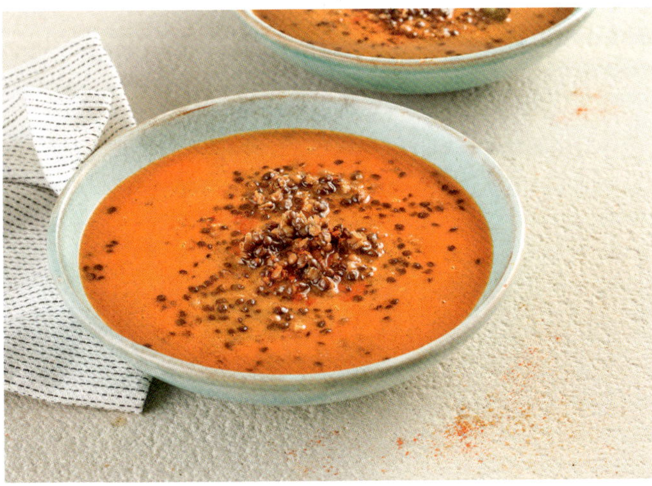

Neu-klassiche-Lauch-Bohnen-Suppe

kräftigend
4 Portionen

15 Min.
+ 80 Min. Garzeit

Kräftigender Klassiker neu aufgelegt

200 g weiße Bohnen
1 Lorbeerblatt
1,5 L Wasser
Salz
2 mittelgroße Stangen Lauch
1 EL Apfelessig
3 Msp. Kakao
3 EL Butter oder 2 EL Pflanzenmargarine
1 TL Garam Masala, mittelscharf
½ abgeriebene Zitronenschale, unbehandelt
150 g Feta oder 4 TL Tahin

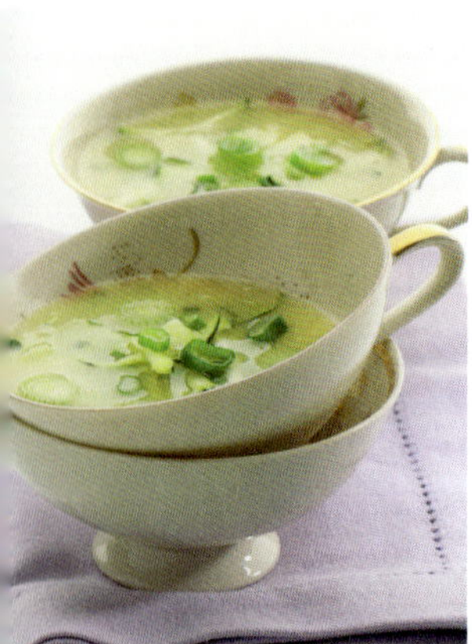

Bohnen über Nacht in Wasser einweichen. Wasser abgießen, Bohnen mit kaltem Wasser abspülen. Die Bohnen mit Lorbeerblatt und Salz in einen Topf geben, Wasser zugießen. Alles zum Kochen bringen und für 60 Min. kochen. —— In der Zwischenzeit den Lauch putzen, waschen und in dünne Ringe schneiden. Den Kochtopf nach 60 Min. Kochzeit von der Herdplatte nehmen, Lorbeerblatt entnehmen und Bohnen pürieren. —— Apfelessig, Kakao, Butter, Garam Masala und Lauch zugeben, alles nochmals aufkochen und für weitere 15 Min. kochen. —— Zum Schluss Zitronenschale zugeben, Feta zerbröseln, einrühren und die Suppe anschließend für 5 Min. auf der warmen, ausgeschalteten Herdplatte durchziehen lassen.

TIPP Sofern Sie fertige Bohnen aus dem Glas oder der Dose nutzen, die Bohnen direkt pürieren und Gemüsebrühe statt Wasser verwenden.

VARIANTE Lauch kann durch Frühlingszwiebeln und Garam Masala durch Curry, mittelscharf, ersetzt werden.

Herbstliche Kürbissuppe

Nur solange der Vorrat reicht

kräftigend
4 Portionen

20 Min.
+ 25 Min. Garzeit

1 kleiner Hokkaido (ca. 1200 g mit Kernen)

1 Lorbeerblatt

1 L Wasser

Salz

2 EL Ghee oder Bratolivenöl

75 g Haselnüsse

200 g Ziegenfrischkäse oder Sojaghurt

4 Msp. Muskatnuss

½ TL Koriander

Den Kürbis in der Mitte teilen, mit einem Löffel die Kerne herauskratzen, anschließend den Kürbis waschen, in Würfel schneiden und zusammen mit dem Lorbeerblatt in einen Topf geben. Wasser zugießen, Salz zufügen und zum Kochen bringen. Alles für ca. 25 Min. köcheln, bis der Kürbis weich ist. —— In der Zwischenzeit das Ghee in eine Pfanne geben und die Haselnüsse kleinhacken. Fett erhitzen, Haselnüsse zugeben, für 3 Min. darin anrösten und danach von der heißen Kochstelle nehmen. —— Wenn der Kürbis weich gekocht ist, den Topf von der Herdplatte nehmen, das Lorbeerblatt entnehmen, den Kürbis pürieren und die Suppe kurz abkühlen lassen. —— Ziegenfrischkäse, Muskatnuss und Koriander einrühren. Die Suppe in Teller füllen und portionsweise mit den gerösteten Haselnüssen bestreuen.

VARIANTE Statt Haselnüssen können auch Walnüsse verwendet werden und Koriander kann durch Garam Masala, mittelscharf, ersetzt werden.

Kräftigende Linsen-Quinoa-Suppe

kräftigend
4 Portionen

15 Min.
+ 25 Min. Garzeit

Milde Linsen mit rotem Inkakorn, eine kräftigende Wohltat

200 g Rote Linsen
50 g Roter Quinoa
1,5 L Gemüsebrühe
1 Stück Ingwer (3 cm)
Salz
1 Bund glatte Petersilie
3 EL Zitronensaft
1 Msp. Kakao
1 TL Honig
2 EL Butter oder Kokosfett
½ TL Kreuzkümmel

Linsen waschen, Quinoa mehrmals mit heißem Wasser waschen und beides in einen Topf geben. Gemüsebrühe angießen, Ingwer reiben und zugeben. Alles kurz aufkochen und für 20 Min. kochen. —— Salz einstreuen, Petersilie waschen, trockenschütteln, fein hacken und ebenfalls zugeben. Zitronensaft, Kakao und Honig einrühren, Butter sowie Kreuzkümmel zugeben und alles nochmals auf ausgeschalteter Herdplatte für 5 Min. durchziehen lassen.

VARIANTE Ersetzen Sie Kakao durch Kaffee und Petersilie durch Schnittlauch. Statt Kreuzkümmel kann Koriander verwendet werden.

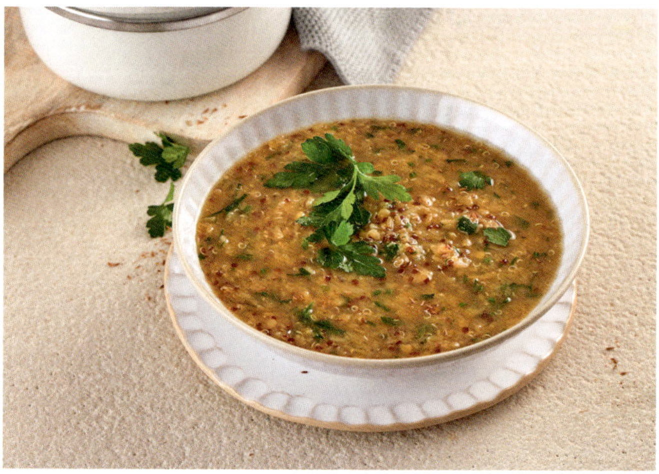

Würzige Gerstensuppe

Nicht zu vergleichen mit Omas Graupensuppe, einfach viel besser

harmonisierend
4 Portionen

20 Min.
+ 60 Min. Garzeit

1,5 L Gemüsebrühe

200 g Spelzgerste

5 mittelgroße Möhren

1 große Stange Lauch

1 EL Rohrohrzucker

4 Msp. schwarzer Pfeffer

1 TL frischer Meerrettich (Glas)

Salz

0,1 L Bier (Pils oder Export)

Die Gemüsebrühe in einen Topf geben, Gerste zugeben, alles kurz aufkochen und für 35 Min. (eingeweichte Gerste 15 Min.) kochen. —— In der Zwischenzeit die Möhren schälen oder mit der Gemüsebürste putzen und in Scheiben schneiden. Den Lauch putzen, waschen und in dünne Ringe schneiden. Nach 35 Min. (15 Min.) Kochzeit das Gemüse und den Rohrohrzucker mit in den Topf geben, alles nochmals aufkochen und für weitere 20 Min. kochen. —— Am Ende der Kochzeit schwarzen Pfeffer, Meerrettich, Salz und Bier zugeben. Alles nochmals kurz aufkochen und für weitere 5 Min. köcheln lassen.

VARIANTE Spelzgerste kann durch Graupen ersetzt werden, mit entsprechend geringerer Kochzeit. Das Bier darf gerne alkoholfrei sein.

Harmonisierende Suppen

Harmonisierende Suppen gleichen allgemein aus, halten uns in unserer Mitte und kräftigen und vitalisieren zugleich. Sie sorgen ideal für einen stabilen Wohlklang, für Ausgeglichenheit und Balance.

Blumige Kichererbsensuppe

harmonisierend
4 Portionen

15 Min.
+ 60 Min. Garzeit

Chickpeas, Garbanzos, Ceci, Pois chiches – Erbsen in köstlicher Bestform

200 g Kichererbsen
1 Lorbeerblatt
1 mittelgroße Zwiebel
1,3 l Wasser
2 Paprika, rot und gelb (ca. 400 g)
30 g Dinkelbulgur
5 Lavendelblüten
½ TL Koriander
1 TL Senf, scharf
Salz
1 EL Apfelessig
½ TL Paprika edelsüß
3 EL Butter oder Pflanzenmargarine

Kichererbsen über Nacht in Wasser einweichen. Wasser abgießen, Kichererbsen kalt abspülen und mit dem Lorbeerblatt in einen Topf geben. Zwiebel enthäuten, in den Topf geben und Wasser zugießen. Alles zum Kochen bringen und für 45 Min. kochen. —— In der Zwischenzeit die Paprikaschoten vom Stielansatz und von den Samenkernen befreien, waschen und in Würfel schneiden. Paprikawürfel und Dinkelbulgur zu den Kichererbsen geben, alles nochmals kurz aufkochen und für weitere 10 Min. kochen. —— Lavendelblüten waschen und zugeben, Koriander, Senf, Salz, Apfelessig, Paprika edelsüß einrühren und zum Schluss die Butter zugeben. Alles nochmals für 5 Min. auf milder Hitze kochen.

TIPP Sofern Sie fertige Kichererbsen aus dem Glas oder der Dose nutzen, Gemüsebrühe statt Wasser verwenden.

VARIANTE Koriander kann durch Kreuzkümmel und Dinkelbulgur durch Dinkelgrieß ersetzt werden. Scharfer Senf kann nach Gusto durch milden Senf ausgetauscht werden.

Festliche Schotenerbsensuppe

Eine köstliche Seltenheit im Suppenteller

harmonisierend
4 Portionen

***25 Min.
+ 15 Min. Garzeit***

1 kg frische Schotenerbsen

1 L Gemüsebrühe

4 Dinkelzwieback

2 EL Ghee oder Bratolivenöl

2 Eier oder 50 g geriebene Mandeln plus 1 TL Dattelsirup

4 Msp. Muskatnuss

Salz

50 ml Apfelsaft

½ TL Paprika edelsüß

½ Bund Petersilie

Die Erbsen palen, in einen Topf geben, die Gemüsebrühe angießen, alles zum Kochen bringen und für 10 Min. kochen. —— In der Zwischenzeit Dinkelzwieback zerbröseln. Ghee in eine Pfanne geben und erhitzen. Den Zwieback zugeben und unter Rühren für 3 Min. anrösten. Dann die Eier in die Pfanne geben, schnell mit der Masse vermischen und nochmals für etwa 5 Min. mit etwas weniger Hitze braten. —— Muskatnuss, Salz, Apfelsaft und Paprika edelsüß in die Suppe einrühren. Alles nochmals kurz aufkochen und für weitere 5 Min. kochen. In der Zwischenzeit die Petersilie waschen, trockenschütteln und kleinhacken. —— Die Suppe in Teller füllen, Dinkeleimasse und Petersilie portionsweise auf die Teller verteilen.

TIPP Aus 1 kg Erbsenschoten bekommen Sie in etwa 300 g Erbsen.

VARIANTE Werden statt Eiern Mandeln und Dattelsirup verwendet, dann beides nur 3 Min. anbraten.

Harmonisierende Fenchelsuppe

harmonisierend
4 Portionen

15 Min.
+ 30 Min. Garzeit

Wärmt wohltuend von Innen

2 mittelgroße Fenchelknollen (600 g)

1,5 L Gemüsebrühe

1 Zweig Rosmarin

3 Msp. Muskatnuss

3 Msp. schwarzer Pfeffer

Salz

50 g Dinkelgrieß

50 g Feta oder 4 EL Sojacreme

Den Fenchel waschen, putzen, in dünne Streifen schneiden und in einen Topf geben. Gemüsebrühe angießen. Rosmarinzweig waschen, trockenschütteln und zugeben. Alles zum Kochen bringen und für 20 Min. kochen. —— Den Rosmarinzweig entnehmen, Muskatnuss, schwarzen Pfeffer und Salz zugeben. Dinkelgrieß unter Rühren einstreuen und zum Kochen bringen. Dann auf niedriger Temperatur für 10 Min. leicht kochen lassen. —— Feta zerbröseln und portionsweise auf die Suppe streuen.

VARIANTE Dinkelgrieß kann durch Dinkelbulgur ersetzt werden.

Rote Hirsesuppe

Belebendes Rot und mildes Getreide. Eine wohltuende Mischung

harmonisierend
4 Portionen

20 Min.
+ 60 Min. Garzeit

4 mittelgroße Rote Bete (ca. 800 g)

1 TL Bohnenkraut, getrocknet

1,5 l Wasser

1 saurer Apfel

½ TL Paprika edelsüß

70 g Hirse

1 TL frischer Meerrettich (Glas)

3 Msp. schwarzer Pfeffer

Salz

4 TL saure Sahne oder Sojacreme

Rote Bete schälen, in Würfel schneiden und in einen Topf geben. Bohnenkraut in einen Teebeutel füllen, mit einem Faden zubinden und zu den Rote Bete legen. Wasser eingießen zum Kochen bringen und für 40 Min. köcheln. —— Nach 40 Min. das Bohnenkraut entnehmen, den Apfel waschen, reiben und zugeben sowie Paprika edelsüß einstreuen. Hirse gut waschen und zugeben. Alles kurz aufkochen und für weitere 15 Min. köcheln lassen. —— Danach den Topf von der Herdplatte nehmen und die Suppe pürieren. —— Meerrettich, schwarzen Pfeffer, Salz einrühren und den Topf noch für 5 Min. auf der warmen, ausgeschalteten Herdplatte stehen lassen. Zum Schluss jeweils 1 TL saure Sahne auf die Tellerportionen setzen.

VARIANTE Anstelle von Bohnenkraut kann Majoran verwendet werden.

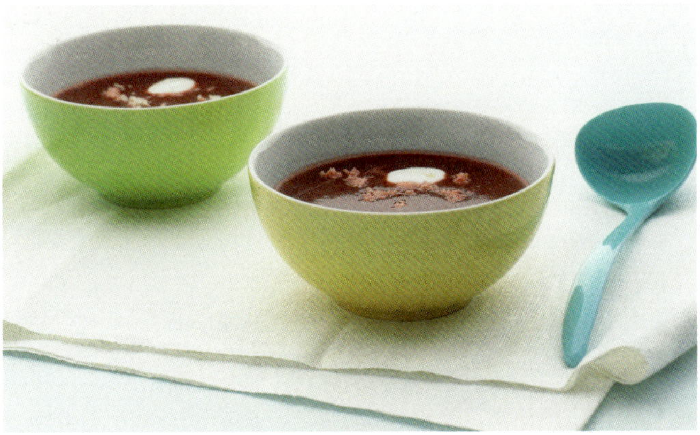

In Balance bleiben – eine Zeit des Bewahrens & der Ernte

In Balance bleiben

Mit einer gezielten Schulung unserer Wahrnehmung können wir klar spüren, was uns guttut und was nicht. Und nach einem solchen Klärungsprozess kann dann auch all das leichter losgelassen werden, was uns nicht guttut, uns beschwert. Es gilt also, immer wieder das Nötige vom Unnötigen zu trennen, um langfristig in Balance zu bleiben. Achtsamkeitsübungen und kleine Rituale können uns daran erinnern und dabei unterstützen. Wie, das erfahren Sie in diesem Kapitel.

Achtsamkeit schafft Raum

Die Wechseljahre sind eine besondere Zeit der Rückschau, des Innehaltens. Fragen wie »was habe ich bislang gemacht in meinem Leben?«, »was möchte ich noch tun?«, »was ist mir wichtig?«, »was brauche ich nicht (mehr)?« beschäftigen uns.

All dies braucht Raum, um gesehen, betrachtet, auch beweint und gegebenenfalls losgelassen zu werden. Es nutzt uns nichts, an Altem festzuhalten, es festzuschreiben mit der Angst im Blick auf das, was kommen mag. Dann sind wir nicht frei für Neues, für Schönes, für das, was wir uns wahrhaft wünschen. Hätte Aschenputtel den Tauben, der liebevollen Für-Sorge nicht den nötigen Raum gegeben, sie nicht hereingelassen, um zu sortieren, zu ordnen und loszulassen, was nicht mehr gebraucht wird, wäre sie nicht in neuem Gewand zum Ball losgekommen, um dem Prinzen zu begegnen.

Wir geben unserem Befinden und den damit verbundenen Wünschen jedoch häufig nicht die volle Aufmerksamkeit. Wir denken an Vergangenes oder Zukünftiges und verpassen es so, mit ganzer Wirkkraft im Hier und Jetzt zu sein. Um ausreichend Raum für den Veränderungsprozess zu schaffen, müssen wir präsent sein. Wir müssen das Klopfen der Tauben am Fenster bemerken und sie hereinlassen. Andernfalls bekommen wir auch nicht das erwünschte PRÄSENT, das neue Gewand, die Transformation, die uns diese Zeit des Wandels schenken möchte. Und das gelingt uns durch die Konzentration unserer Sinne auf die Gegenwart. Sehen, hören, riechen, schmecken und fühlen, wahrnehmen, was jetzt ist und was das mit uns macht.

Oftmals essen wir aus zeitlichen Gründen schnell nebenbei oder auch, wenn wir etwas ›Verbotenes‹ essen, was möglichst ungesehen, unbemerkt bleiben soll. Das schwächt nicht nur unsere Mitte. Wir bekommen so gar nicht genau mit, wie und ob uns das Lebensmittel schmeckt und wohl bekommt oder nicht. Durch die Schulung unserer Sinne – und das geht besonders gut durch achtsames Essen und Kochen – wird auf sinnliche, profunde Weise unsere Mitte gestärkt und das Gewahrsein für den gegenwärtigen Augenblick gefördert. In diesem Präsent-Sein werden wir uns zudem über den Besitz des freien Willens bewusst. Wir können unser Denken und Handeln bewusst wahrnehmen, sortieren und gezielt auf das ausrichten, was wir uns wünschen, nicht nur im Hinblick auf das Essen. Wir erkennen unsere Eigenmacht. Das befreit uns von empfundenem Druck, irgendetwas erfüllen, für andere tun zu müssen, und schenkt Flexibilität, die in Zeiten des Wandels wichtig ist. Und wenn wir unsere Aufmerksamkeit ganz konsequent schulen und gezielt auf das ausrichten, was uns guttut, wird Letzteres folglich auch immer mehr Form in unserem Leben annehmen. Ihr Leben wird in allen Bereichen immer reicher an dem, was Sie sich wünschen.

Mit der folgenden Übung können Sie gezielt Ihre Aufmerksamkeit schulen und Ihre Sinneseindrücke, nicht nur im Hinblick auf Lebensmittel (wieder) klar wahrnehmen.

Übung: Schulung der Aufmerksamkeit

Dauer: 5–10 Minuten

Wählen Sie ein Lebensmittel aus. Beschreiben Sie das Lebensmittel in Gedanken im Hinblick auf die verschiedenen Sinneseindrücke, die es bei Ihnen hervorruft. Achten Sie dabei auf Ihre körperlichen und emotionalen Empfindungen und darauf, welche Gedanken Ihnen dazu kommen und/oder welche Erinnerungen Sie dazu haben. Betrachten Sie das Lebensmittel von allen Seiten. Wie sind die Farben, wie ist die Form, die Größe, die Oberflächenbeschaffenheit? Riechen Sie an dem Lebensmittel. Wie riecht es? Süß, scharf, säuerlich etc.? Ist der Geruch angenehm?

Nachdem Sie das Lebensmittel ausreichend betrachtet, befühlt und berochen haben, nehmen Sie es in den Mund und kauen Sie es gut und ausgiebig. Wie ist die Konsistenz? Nass, trocken, weich, hart? Wie ist der Geschmack? Süß, bitter, scharf, salzig, sauer? Verändert sich der Geschmack im Verlauf des Kauens? Ist der Geschmack auf allen Bereichen der Zunge gleich? Welche Geräusche entstehen durch das Kauen des Lebensmittels? Wie fühlen Sie sich während und nach dem Essen des Lebensmittels? Entspannt, freudvoll, neugierig, kalt, warm, wohlig, konzentriert, voll, müde, dumpf, unkonzentriert etc.?

Nähere Ausführungen zur Sinneswahrnehmung finden Sie auf der folgenden Seite.

Wählen Sie für jeden Tag ein neues Lebensmittel für diese kleine Essmeditation aus. Am sensitivsten sind wir gewöhnlich morgens, noch bevor wir etwas gegessen haben. Die Essmeditation kann aber auch zu jeder anderen Zeit durchgeführt werden, zu der Sie einige Minuten vollkommen in Ruhe auf sich und das Lebensmittel konzentriert sein können.

Sinneswahrnehmungen

Die nachfolgenden Fragen zu den einzelnen Sinneswahrnehmungen helfen Ihnen bei der Durchführung der im Kasten beschriebenen Essmeditation und bei der Schulung Ihrer Aufmerksamkeit und Wahrnehmung.

VISUELLE WAHRNEHMUNG: Nehmen Sie die Farben der Lebensmittel, der Speise, die Sie essen, bewusst wahr. Welche Farben sind vorhanden? Wie hell oder dunkel, wie kräftig oder blass sind die Farben? Welche Formen haben die einzelnen Lebensmittel? Wirkt das ›Arrangement‹ der Lebensmittel, die Speise harmonisch? Sieht das, was Sie auf dem Teller haben, schön aus?

AUDITIVE WAHRNEHMUNG: Was hören Sie beim Essen der Speise, welche Geräusche gibt es? Beispielsweise Klanggeräusche, Knirschen der Zähne, Schluckgeräusche, Magengeräusche? Sind die Geräusche laut oder leise? Sind die Töne eher hoch oder tief? Ist die Klangfarbe weich oder hart? Ist das Tempo schnell oder langsam, die Frequenz hoch oder niedrig?

KINÄSTHETISCHE WAHRNEHMUNG: Wie fühlen sich die einzelnen Lebensmittel an den Lippen, im Mund an den Schleimhäuten, der Zunge und den Zähnen an? Wie ist die Temperatur (heiß, kalt, angenehm, zu …)? Wie trocken oder feucht, hart oder weich, fein oder grob ist die Konsistenz am Beginn und am Ende des Kauvorgangs, bevor die Speise hinuntergeschluckt wird?

OLFAKTORISCHE WAHRNEHMUNG: Wie riechen die einzelnen Lebensmittel, wie riecht die Speise? Ist es ein angenehmer Geruch? Ist die Geruchsausbildung stark oder schwach? Welche Qualität hat der Geruch (z.B. scharf, süß, rauchig etc.)? Verändert sich die Intensität des Geruchs während des Essens?

GUSTATORISCHE WAHRNEHMUNG: Wie ausgeprägt ist der Geschmack? Welche Geschmacksqualitäten liegen vor (süß, scharf, salzig, bitter, sauer)? Wo im Mundraum und wo auf der Zunge ist der jeweilige Geschmack stärker, wo schwächer ausgebildet? Verändert sich der Geschmack im Verlauf des Kauvorgangs (z.B. wird die Speise nach ausgiebigem Kauen süßlicher?) Ist der Geschmack gut oder gibt es unangenehme Nuancen?

Loslassen macht leicht

Es gibt Zeiten im Verlauf der Wechseljahre, in denen wir uns zu angefüllt und übervoll von unserem Leben fühlen und wir vor lauter »Wald die einzelnen Bäume nicht mehr sehen«, nicht mehr klar denken können. Spätestens dann ist es gut, einen Tag auszuwählen, an dem wir leer werden können. Ein Tag zum Loslassen von dem, was nicht mehr zu uns gehört, uns nur belastet und ›ausgeschieden‹, losgelassen werden sollte.

Ein Klären, Ausscheiden und Loslassen auf körperlicher Ebene kann ein Loslassen auf geistig-emotionaler Ebene in Bewegung bringen. Ein Ausscheiden körperlicher ›Schlacken‹, von Nässe, wie es in der Chinesischen Medizin beschrieben wird, verknüpft mit dem Ausscheiden von Gedanken und Emotionen. Das Loslassen der zusätzlichen Kilos auf der Waage und dem damit einhergehenden Ärger. Oder dem Frust über uns selbst, über die mangelnde Disziplin und Antriebslosigkeit, die uns jeder Blick auf die Waage beschert hat. Der uns jedoch keinen Schritt weiter bringt, nur unnötig viel Energie verzehrt.

Ein klärender Reis-Tag

Eine Form des Klärens und Loslassens auf körperlicher Ebene, ist die Durchführung eines Reis-Tages. Das hat sich in der Praxis sehr bewährt. Dazu wird für einen Tag Basmatireis (weiß), zusammen mit gedünstetem Gemüse oder Obst – je nach Vorliebe, Saison und Region – gegessen, und zwar morgens, mittags und abends. Für eine wirkungsvolle Klärung und Ausscheidung ist wichtig, weder Fett noch Gewürze, noch Salz dem Essen zuzufügen. Weißer Basmatireis ist wie die effektiv aussortierenden weißen Tauben, die das Nötige vom Unnötigen trennen.

Nach diesem Tag können Sie klarer denken und fühlen. Sie sind ruhig und wach im Geiste für das, was JETZT ist und um die ein oder andere Sache leichter geworden. Das zeigt sich auch auf der Waage.

Besonders für diejenigen, die zu einer schnellen Gewichtszunahme, Wassereinlagerungen oder sonstigen Form der Ansammlung von Nässe neigen, kann ein Reis-Tag sinnvoll ein. Auch für Menschen, die sich als besonders durchlässig und emphatisch beschreiben, viel aus ihrem Umfeld aufnehmen und schlecht loslassen können, hilft ein solches regelmäßig durchgeführtes Ritual, sich erleichtert zu fühlen und die innere Balance zu wahren.

Rituale geben Rhythmus und Stabilität

Kleine ritualisierte Handlungen rund um das Essen, wie der beschriebene Reis-Tag, können also hilfreich sein, in der Balance zu bleiben.

Rituale sind eine Art Initialzünder. Sie aktivieren auf einer unbewussten Ebene Denk- und Handlungsabläufe. Dadurch kommen wir, so ganz nebenbei, in die gewünschte Stimmung.

Vor jedem Essen Worte der Dankbarkeit auszusprechen, eine Kerze anzuzünden oder eine schöne Blume auf den Tisch zu stellen, sind mögliche Beispiele für kleine, tägliche Rituale. Dadurch schaffen wir automatisch einen wertschätzenden, schönen inneren Grundklang während des Essens.

Rituale können uns zudem helfen, einen regelmäßigen Mahlzeitenrhythmus zu erinnern und einzuhalten und damit unsere Mitte zu stärken. Darüber hinaus helfen uns Rituale und gleichbleibende Rhythmen, in der Balance zu bleiben, indem sie uns durch ihr verlässliches Wiederkehren Gefühle von Stabilität, Sicherheit und Harmonie geben. So erden uns auch regelmäßige Mahlzeiten auf körperlicher wie auf geistig-emotionaler Ebene, sie halten uns im Gleichgewicht.

Regelmäßiges Essen muss also kein potenzieller Stressfaktor sein. Es kann vielmehr eine wichtige Quelle für Balance und Freude sein.

Basisempfehlungen in Erinnerung rufen

Für eine nachhaltige Stärkung und Stabilität der Mitte ist es wichtig, die Basisempfehlungen zu beherzigen und sich diese regelmäßig in Erinnerung zu rufen. Damit dies auch in einem vollen Alltag gelingt, können Sie kleine Informationsträger, Anker nutzen, die Sie an die einzelnen Basisempfehlungen und das, was Ihnen guttut, erinnern. Erfahren Sie auf den nachfolgenden Seiten, was genau unter Anker zu verstehen ist und wie Sie diese sinnvoll nutzen können.

Anker sind Informationsträger

Sie sehen, hören, riechen, schmecken oder fühlen etwas und reagieren automatisch mit bestimmten Gedanken und Gefühlen, möglicherweise auch Handlungen darauf. Der Geruch Ihres Lieblingskuchens ist für Sie ein Anker, ein olfaktorischer, der Sie möglicherweise an Ihre Großmutter denken, Ihnen das Wasser im Munde zusammenlaufen lässt und ein wohliges Gefühl auslöst. Ein Post-it mit der Notiz »let's have a break« an

Ihrem PC, der Sie daran erinnern soll, regelmäßig Pausen von der Bildschirmarbeit einzulegen, sich zu entspannen, wäre auch so ein Anker, ein visueller.

Das Knirschen von Watte erinnert Sie an einen unangenehmen Zahnarztbesuch und das ungute Gefühl von Watte zwischen den Zähnen. Sie verspüren einen leichten Druck in der Magengegend, der durch diesen auditiven Anker ausgelöst wird, und wissen wieder, warum Sie den Zahnarzt wechseln wollten.

Anker sind quasi wie Asche und Linsen bei Aschenputtel, die in Ihrem Umfeld verstreut sind und eine Information für Sie bereithalten. Das kann uns daran erinnern, was es in Zeiten des Umbruchs, der Verwandlung auszufegen, auszusortieren gilt. Oder es macht uns im Alltag auf das aufmerksam, was hilfreich für uns ist, was wirklich nährt, unsere Mitte stärkt und uns zu einem neuen Gewand verhilft.

Wir reagieren individuell unterschiedlich auf die jeweiligen Anker, Sinneseindrücke und bevorzugen den ein oder anderen Sinneskanal. Es ist sinnvoll, verschiedene Typen von Ankern auszuprobieren:

- visuell/sehen
- auditiv/hören
- kinästhetisch/fühlen
- olfaktorisch/riechen
- gustatorisch/schmecken

Für jede Basisempfehlung einen Anker nutzen

Wenn Sie für sich herausgefunden haben, auf welche Sinneskanäle Sie am stärksten ansprechen, dann nutzen Sie für jede Basisempfehlung einen entsprechenden Anker.

Zur Verdeutlichung fünf kurze Beispiele zu verschiedenen Ankertypen und den einzelnen Basisempfehlungen:

VISUELL: Für die Basisempfehlung »Gute Verträglichkeit und Für-Sorge genießen« (Seite 24) heften Sie sich ein Foto von einem Lebensmittel oder Getränk an den Einkaufskorb, das Sie nicht gut vertragen. Das kann beispielsweise Sauerkraut oder Milchkaffee sein. Kaffee mit viel Milch verursacht bei regelmäßigem Verzehr nicht selten Magenschmerzen oder Unwohlsein im Bauchraum. Das wird gerne verdrängt, nicht mit dem Milchkaffee in Verbindung gebracht. Er schmeckt einfach zu gut.

AUDITIV: Die Einhaltung der Basisempfehlung »Regelmäßigkeit und Rhythmus beherzigen« (Seite 28) festigen Sie beispielsweise mit einem auditiven Anker. Sie lassen den Timer Ihres Handys vier oder fünf Stunden nach dem Essen klingeln und werden so an die nächste Mahlzeit erinnert. Wenn vorher noch gekocht werden muss, lassen Sie sich entsprechend früher per Timer erinnern.

FÜHLEN: Um die Basisempfehlung »Wertschätzende und liebevolle Haltung leben« (Seite 31) zu pflegen, können Sie vor jedem Essen ein Lebensmittel ganz bewusst berühren. Zum Beispiel einen Apfel, eine Bohne oder ein Reiskorn und es mit ein paar Worten des Dankes segnen und wertschätzend wahrnehmen.

RIECHEN: Die Basisempfehlung »Achtsamkeit schulen und pflegen« (Seite 29) können Sie sich leicht mit einem olfaktorischen Anker in Erinnerung rufen. Sie platzieren einen kleinen Strauch Rosmarin, Basilikum oder Pfefferminze in der Küche beziehungsweise auf dem Esstisch. Immer wenn Sie die Küchenkräuter riechen, erinnert Sie das daran, achtsam zu essen und eben nicht nebenbei, im Stehen oder während der Arbeit.

SCHMECKEN: Das Beherzigen der Basisempfehlung »Saisonal und regional einfach verbinden« (Seite 27) können Sie mit regelmäßigen Lebensmittel-Meditationen mit Gemüse oder Obst und dem Fokus auf den Geschmack aktivieren. Wenn der Geschmack der ausgewählten Frucht, des Gemüses mit dem langsamen, ausführlichen Kauen intensiver wird, denken Sie bewusst an den guten, intensiven Eigengeschmack von ausgereiftem, saisonalem, regionalem Obst und Gemüse.

Schlusswort – Das Gute ins Töpfchen

Nach meiner Praxiserfahrung lassen viele Frauen (zu) viel von dem, was sie in ihrem Leben verärgert, verletzt und nicht nur unendlich wütend, sondern oft auch sehr traurig gemacht hat, in ihrem Kröpfchen verschwinden und halten es dort fest. Die Strategie, die Wut, den Ärger, die Trauer, das Ausgebremstwerden quasi einfach runterzuschlucken führt jedoch gewöhnlich dazu, dass es im Hals stecken bleibt. Die Redewendung »einen dicken Hals haben« beschreibt treffend, wie diese Vorgehensweise endet. Es hat sich zu viel Schlechtes im Kröpfchen angesammelt und das kann folglich irgendwann nichts mehr fassen. Das wird in Störungen der Schilddrüse nicht selten tatsächlich sichtbar.

Es geht in dieser Zeit des Wechsels, des Wandels darum, das Kröpfchen zu leeren, loszulassen, darum, sich neu zu sortieren, neu auszubalancieren, das Leben in eine neue Ordnung zu bringen und Platz für das zu machen, was uns wahrhaft nährt, guttut. Dafür können wir alle uns zur Verfügung stehenden Tauben, Ressourcen nutzen, unsere Mitte stärken. Sie trennt das Nötige vom Unnötigen und transformiert, was noch zu verdauen ist. Eine Ernährungsweise, die die Mitte stärkt, ist eine schöne, köstliche Ressource, ganz besonders für einen herausfordernden Übergang, wie es die Wechseljahre sind.

Sorgen Sie im schönen Sinne für sich! Lassen Sie immer eine nährende ›Suppe‹ in Ihrem Töpfchen auf einem warmen Herd köcheln und bewahren Sie einen offenen Blick für das, was es an Neuem, Wundervollem noch zu entdecken gibt. Das macht Ihr Leben interessant, reich, gar märchenhaft.

Danksagung

Für die wertvollen Anregungen während der Entstehung dieses Buches danke ich herzlich Dr. Annegret Gutzmann, Maria Nagy und Sonja Zorn.

Mein ganz besonderer Dank gilt Viola Gabor für das achtsame Kommentieren des Manuskriptes und ihre hilfreichen Anmerkungen.

Meiner Familie danke ich von Herzen für ihre unterstützende, verständnisvolle Haltung und Zuneigung, die mir kraftvolle Nahrung für dieses Buch waren.

Uta Spieldiener von TRIAS danke ich zutiefst für ihren unermüdlichen Einsatz und die freundliche, gute Zusammenarbeit.

Rezeptverzeichnis

Stichwortverzeichnis

Download-Service

Unter folgendem Link finden Sie das Ernährunsgprotokoll zum Download und Ausdrucken: https://extras.thieme.de/trias.htm

Bibliografische Information der Deutschen Nationalbibliothek
Die Deutsche Nationalbibliothek verzeichnet diese Publikation in der Deutschen Nationalbibliografie; detaillierte bibliografische Daten sind im Internet über http://dnb.d-nb.de abrufbar.

Programmplanung: Uta Spieldiener
Projektmanagement: Annalena Müller
Redaktion: Sabine Klonk, Stuttgart
Bildredaktion: Christoph Frick

Umschlaggestaltung: © Thieme
Layout: CYCLUS · Visuelle Kommunikation, Stuttgart

Bildnachweis:
Covergestaltung: © Thieme
Bildnachweis Cover: Kochtopf: © Anthonycz/stock.adobe.com
alle weiteren Bestandteile: © Thieme
Fotos im Innenteil:
AutorInnenfoto: Viola Gabor, Köln
Foodfotos: S. 50, 53, 117, 120, 126, 130, 137 : © M. Bergmann/Thieme; S. 49, 54, 56, 125, 129, 132: © A. Rogge & J. Jankovic/Thieme
Zeichnungen: Susi Schaaf, Bellheim

1. Auflage 2022

TRIAS Verlag in Georg Thieme Verlag KG
Rüdigerstraße 14, 70469 Stuttgart, Germany
www.trias-verlag.de

Printed in Germany

Satz und Repro: Fotosatz Buck, Kumhausen
Druck: AZ Druck und Datentechnik GmbH, Kempten

Gedruckt auf chlorfrei gebleichtem Papier

ISBN 978-3-432-11553-5 1 2 3 4 5 6

Auch erhältlich als E-Book:
eISBN (ePub) 978-3-432-11554-2